U0258535

Living Fully
with Bipolar II

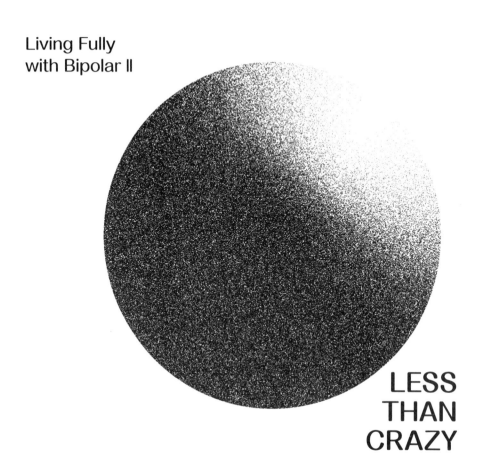

LESS
THAN
CRAZY

重抑郁 轻躁狂症状的　　识别与治疗

双相情感障碍 II 型

［美］卡拉·多尔蒂（Karla Dougherty）　著　　李华 韦美璇 郝琳　译

中信出版集团｜北京

图书在版编目（CIP）数据

双相情感障碍Ⅱ型：重抑郁轻躁狂症状的识别与治疗 /（美）卡拉·多尔蒂著；李华，韦美璇，郝琳译. -- 北京：中信出版社，2023.5（2025.1 重印）
书名原文：LESS THAN CRAZY: LIVING FULLY WITH BIPOLAR II
ISBN 978-7-5217-5544-2

Ⅰ.①双… Ⅱ.①卡… ②李… ③韦… ④郝… Ⅲ.①情绪障碍－诊疗 Ⅳ.① R749.4

中国国家版本馆 CIP 数据核字（2023）第 062333 号

双相情感障碍Ⅱ型——重抑郁轻躁狂症状的识别与治疗
著者： [美]卡拉·多尔蒂
译者： 李华 韦美璇 郝琳
出版发行：中信出版集团股份有限公司
（北京市朝阳区东三环北路 27 号嘉铭中心 邮编 100020）
承印者： 嘉业印刷（天津）有限公司

开本：880mm×1230mm 1/32 印张：8 字数：164 千字
版次：2023 年 5 月第 1 版 印次：2025 年 1 月第 2 次印刷
京权图字：01-2023-2125 书号：ISBN 978-7-5217-5544-2
定价：58.00 元

谨 以 此 书 献 给

黛比·盖勒 (Debbie Geller)

致　谢

　　承蒙亲朋好友的厚爱与支持，我得以完成此书。首先，感谢我的丈夫 DJ，他一直默默支持着我，"兑现了他一生的承诺"。感谢我的朋友们，感谢弗朗西斯·佩尔兹曼·利肖，她的善良令我感动，她绘制的插图为本书增色不少；感谢贝齐·伊莱亚斯，不辞辛劳在百忙中抽出时间校稿，为我查漏补缺；感谢斯蒂芬妮·纳戈尔卡，我们深厚的友谊让我少走了很多弯路。感谢玛丽莲和兰斯·加西，她们给予我无私的帮助，让我得以坚持下去。

　　达卡波出版社的编辑们才华横溢、业务纯熟，令人钦佩。他们是凯蒂·麦克休、勒妮·卡普托和康妮·戴，在此一并感谢。

　　感谢医学博士詹姆斯·韦尔奇，他不仅是一位优秀的精神科医生，也是一位出色的编辑。

　　特别感谢罗斯·奥斯汀博士，没有他的大力协助，我无法完成此书。

　　感谢我的经纪人兼朋友乔尔·德尔伯格，感谢他给予我的信任。

　　最后感谢我的教女米歇尔·尚（Michelle Shang），一切尽在不言中。

目　录

第一部分

我是否患有双相情感障碍Ⅱ型
——它如何影响我的生活？

第二部分

我为什么会患双相情感障碍 II 型？

第三部分

如何治疗双相情感障碍 II 型
——我怎样才能活得幸福？

推荐序

双相情感障碍是一种广谱的心境障碍，除了典型的双相情感障碍Ⅰ型（病程中有过典型的躁狂发作）外，还包括双相情感障碍Ⅱ型（病程中从没有过典型的躁狂发作，也是本书将要重点介绍的类型）、混合发作、其他特指的类型。

在临床中，双相情感障碍Ⅱ型比双相情感障碍Ⅰ型更为常见，但更容易被误诊或漏诊。在我之前所做的一项调查研究中发现，双相情感障碍的首诊误诊率或漏诊率高达90%。误诊或漏诊的结果，不仅使得患者得不到及时的治疗，甚至还使有的患者越治效果越差，最终以自杀身亡而告终，其间还耗费大量的治疗费用，给家属造成巨大的精神痛苦或折磨。

然而，无论是学术界还是社会管理部门，抑或是大众，对双相情感障碍Ⅱ型的认识还不足。

学术上，现行诊断双相情感障碍Ⅱ型的标准，只是从病程以及严重程度上将其与双相情感障碍Ⅰ型进行区分。但在实际操作中，基于这样的诊断标准编制出的诊断工具，对双相情感障碍Ⅱ型的诊断效能非常低，只有20%~30%的确诊概率。

从社会管理的角度看，最近几年，政府出于公共安全的考虑把双相情感障碍（不管是什么类型）纳入国家强制性报病的体系，要求所有双相情感障碍患者均接受监管和社区管理。但事实上，双相情感障碍Ⅱ型患者很少对社会公共安全造成威胁，反而会因为其卓越的才华给社会贡献了创造力。

从民众的角度看，一旦谈及"双相情感障碍"，大家会不自主地将它与"发疯""精神病"联系起来，导致很多患者讳疾忌医，甚至不惜把给他/她诊断为双相情感障碍的医生告上法院。正是基于上述原因，加强双相情感障碍Ⅱ型的科普显得尤为重要。

据我所知，这是一本专门科普双相情感障碍Ⅱ型的著作。作者首先从患者的角度，通过自己40年的患病经历，不仅生动地描绘了双相情感障碍Ⅱ型在轻躁狂发作时的体验以及其演变的过程，还详细地叙述了她在寻医问药过程中所走过的弯路和心路历程。更难能可贵的是，作者还综合该领域内的最新研究成果，从专家的角度对轻躁狂的定义、双相情感障碍Ⅱ型早期诊断与识别的技巧、治疗的方法以及个人应对疾病的策略等进行了系统的论述。

借助本书，相信读者会对双相情感障碍Ⅱ型有一个系统、全面的认识。而我相信，作者写此书的目的，更是希望，所有的双相情感障碍Ⅱ型患者，能在寻医问药的过程中，及时端正认知，少走弯路。

这也是我，向广大读者推荐此书的目的。

甘照宇

《双面人生：双相障碍解读》作者

中山大学附属第三医院精神科副主任医师

序 言

在很长一段时间内，双相情感障碍没有划分不同类型，只有患病与没患病的区别。很遗憾，这种"一刀切"的诊断方式导致大家普遍对这种疾病存在很多误解，认为这种病等同于精神分裂症和边缘型人格障碍。然而，我们知道现如今出现了一个"双相谱系表"，双相情感障碍 I 型（特点是严重情绪障碍频繁并发）位于"双相谱系表"的一端，而症状相对轻、不会致人极度衰弱的双相情感障碍 II 型位于谱系表的另一端。

双相情感障碍 II 型是一种症状较轻的双相情感障碍，尽管会出现一些过度兴奋或抑郁的反差情绪，但表现得没那么明显。该病的躁狂发作通常表现为焦虑，而抑郁发作则表现为一种病症较轻的非典型抑郁症。这些症状中的一些微妙变化会严重影响患者的生活质量，也使得双相情感障碍 II 型的诊断变得非常困难。

双相情感障碍 II 型的一个显著特征就是焦虑，通常还伴有恐慌发作、社交焦虑和强迫症等一系列症状，因为这些症状与焦虑有关，所以双相情感障碍 II 型经常被忽视或误诊。

有人问我，如何判断一个人是患有双相情感障碍 II 型还是焦虑症？人们在一些重要场合，比如演讲前、接手新的工作或者要面临新的人际关系时会感到焦虑，这是人的天性。通常这种

"天然的"焦虑会随着演讲结束、对工作的熟悉以及人际关系的不断稳固逐渐消失，但是双相情感障碍 II 型患者的焦虑不但挥之不去，反而会与日俱增。

我的很多患者会因为各种假想的犯罪情境而忧心忡忡，总是为自己说过或者做过一些不切实际的事情感到焦虑不安。他们经常会"误读"他人的面部表情，他们看人也总是很负面，而事实上这些人并非如此。这种焦虑会不断累积……直到有一天，通常在一周左右，他们会陷入抑郁。而此时，他们的焦虑不但没有消退，而且还多了绝望和无助等情绪。

大多数双相情感障碍 II 型患者会在这个阶段寻医问药，而往往这时候他们很容易被误诊。医生看到是一位抑郁患者，就会开抗抑郁药物，药物非但不起作用，反而会引发躁狂症。

作为意大利米兰市抑郁症治疗中心的一名主任，我曾接诊过很多双相情感障碍 II 型患者，他们最初就是因为抑郁或者焦虑来就诊的。我学着去分辨这种疾病的各种蛛丝马迹——轻度躁狂、重度焦虑症和久治不愈的抑郁症。一旦给予这类患者对症的药物治疗（无论是锂盐、抗惊厥药还是喹硫平之类的抗精神病药），这个棘手的抑郁症就会很快消失，这些饱受病痛折磨的患者就能恢复正常生活。

我也是米兰大学的一名精神病学教授，有幸对各种治疗双相情感障碍的药物进行了研究，其中包括上文提到的喹硫平（药品名：思瑞康）。我对抗焦虑药物及其可能产生的药物滥用问题也进行过长期的研究。双相情感障碍患者通常具有成瘾性格，而抗焦虑药物又往往会很容易让他们成瘾。更为糟糕的是，这些患者服药后会产生耐药性，后期需要服用更多的药物，而这些药物又会造成患者极度疲劳，导致认知"模糊"。但我们发现，如果双相情感障碍患者服用的喹硫平剂量比精神分裂症和双相情感障碍I型患者服用的剂量小很多，可以产生和抗焦虑药一样的镇静作用，而且还不会影响患者的认知功能，也不会产生疲劳感。更重要的是，喹硫平不会致瘾。我们对服用喹硫平的患者进行了为期4年的追踪随访，有了令人惊喜的发现：在治疗重度抑郁症和躁狂症中，低剂量的喹硫平与传统保守疗法（即服用大剂量碳酸氢锂）产生的疗效是一样的。该研究结果发表在近期的《情感障碍杂志》（2008年3月）[1]上。

欧洲人十多年前就知道双相情感障碍II型这种疾病。事实上，双相情感障碍II型更为常见，患者人数是双相情感障碍I型患者的两倍。荷兰心理健康调查与发病研究所（NEMESIS）和法国EPIDEP的研究发现，双相情感障碍I型和II型患者之间存在着明显差异。双相情感障碍II型患者在幼年时期就出现了症状；他们的抑郁期较长；当他们处于轻度躁狂发作期的时候，他们更喜欢冒险。正如我于2007年在《情感障碍杂志》上所写的那样，他们经常滥用药物，很容易产生焦虑——惊恐症、社交恐惧症、广泛性焦虑症、强迫症等。他们也极容易酗酒或吸毒成瘾。双相情感障碍II型平均需要10年左右的时间才能被诊断出来，患者的生活质量通常都不高。

通过这本书，卡拉·多尔蒂将为读者揭开双相情感障碍II

型的"谜团"。此书内容全面丰富，针对这种疾病对患者生活产生的影响，作者做了详尽感人的阐述。和我一样，作者也希望那些目前饱受疾病困扰的患者会成为本书的读者，因为他们有的过着半死不活的生活，有的多年来仍在顽强地与疾病抗争着，也有的因为迷失自我而感到自责，甚至有的患者长期处于强烈的羞愧与内疚中而不被人理解。因此，这本书将为患者本人，也为患者家属和朋友提供更多有益的帮助。对于那些单纯想了解这种疾病的读者，本书也不失为一本很有价值的参考书。

这本书也将带来希望，希望精神疾病患者，尤其是双相情感障碍和抑郁症患者能摆脱疾病的困扰，希望更多的人能够得到帮助，早日康复。

医学博士　A.卡洛斯·阿尔塔穆拉

意大利　米兰

引 言
初识双相情感障碍 II 型

　　我未曾想过会写这本书。我与他人合作出版过 40 多本书，唯独这本书与我的个人生活有关，因此我总担心这些内容会让我难堪，担心自己的一举一动会被别人窥探甚至是排斥。双相情感障碍？当我第一次听到这个疾病时，满脑子想的全是双相情感障碍这几个字。对我来说，这个病几乎等同于边缘型人格障碍（比如电影《致命诱惑》里的艾利克斯就得了这种病，因为迷恋有妇之夫丹，当遭到丹的拒绝时，她就将丹的宠物兔子扔在开水锅里煮了），甚至等同于精神分裂症（真正的精神病）。医生告诉我，我患上的是双相情感障碍，是症状较轻的双相情感障碍 II 型时，我的脑子有点"不正常"了，我认为医生是在告诉我，我精神失常了。

　　我抑郁了，或者说真的非常抑郁了。在那之前的几天甚至几周的时间里，我的紧张能量多到我想把它暂时存到瓶子里，希望这些能量能让我撑过接下来抑郁难挨的日子。我确实觉得不对劲，害怕、偏执还很焦虑。我可以接受自己患上抑郁症，哪怕是临床抑郁症，也可以接受自己患上焦虑障碍症、社交恐惧症或是其他障碍。但患上双相情感障碍，我完全不能接受。

我暗下决心，绝不能让任何人知道我得了这个病（因为我仍然不能确定自己得的是这个病）。这是秘密，除了治疗师、我的丈夫和几个好友，我谁都没有告诉。

但是，不知不觉间，事情发生了变化。我开始对症吃药，有了明显好转，而且感觉自己貌似在过去的40年里从未有过如此好的状态。我慢慢从长期的封闭与孤独中走了出来。我这才意识到，自己之前失去了多少自由，过得有多凄惨。在那些日子里，我像是在服刑，明明我不曾犯罪，却要为莫须有的罪名遭受严厉的惩罚。

在接下来的几个月里，我感觉越来越好。我开始慢慢地将自己的病情告诉身边的一些朋友，他们居然没有一个人感到诧异，也没有一个人因为害怕而转身离去。就是每次我跟他们强调我患的是双相情感障碍Ⅱ型时，他们根本不知道我在说什么，他们更多的是好奇而不是惊讶。什么是双相情感障碍Ⅱ型？和我一样，他们只听说过双相情感障碍、躁狂抑郁症或是情绪波动等。

我不禁在想，如果我的病花了整整40年时间才被诊断出来，那么其他人又会花多久呢？还有那些目前还没有被诊断出来的呢？那些持有美国运通黑卡、未曾感受过购物焦虑症发作之苦的人，难道就能事事顺心、样样满意吗？

也就在那时，我特别想写一本关于这个疾病的书，而且觉得非常有必要写。对双相情感障碍Ⅱ型了解得越多，我就越意识到，自己之前对双相情感障碍以及一般性精神疾病的认识是错误的。我想让全世界的人都知道，双相情感障碍不等同于大众所通称的"疯病"，而是一种切实存在的、可以治愈的具体疾病。更重要的是，我想帮助那些患有这个病但被误诊了的患者，让他们不必像我一样，四处求医却找不到方向，犹如在浩瀚的沙漠中迷茫 40 年。我也很想告诉他们，他们不是"疯子"，只是得了一种病，一种轻度双相情感障碍，这种病跟糖尿病或关节炎一样，是可以治愈的。

这就是我为什么要写这本书，以及书名叫《双相情感障碍 II 型——重抑郁轻躁狂症状的识别与治疗》的原因。

我的故事

在被确诊之前，我自己似乎已经羞愧难当。我一直以为只有那些"疯"了的人才会得双相情感障碍——我怎么会得这个病呢？其实，那时候我根本没有意识到自己的症状就是双相情感障碍，自以为很正常。比如，账户没钱时，我不会计划去巴黎豪华游。在大采购中，我从未一次性疯狂购买几十双昂贵的鞋子（尽管我在化妆品上花的钱比平时要多一些）。在派对中，我也不张扬，绝不是那种谁都想跟我套近乎的"万人迷"。同样，我从没有因为抑郁搞砸了工作、错过了截止日期或者是开会走了神儿。谢天谢地，我每天都能正常工作。

我一直认为所有双相情感障碍患者都去住过院，他们手腕上都有伤疤，书架上摆着一些叫不上名字的盒子，里面装的都是违禁药品。我没有吸食过可卡因，也没有喝酒喝到醉得不省人事的地步，更没有想过自杀，一丁点儿念头都没有过。（好吧。有那么一两回，也许是在我上十年级的时候，我的梦中情人和我分手了；也许是在我那些亲近的朋友联合起来对付我的时候；也可能是在我的爸妈很固执不开明，不让我开家里车的时候，我想过吞几片药，给他们留张字条一走了之，让他们内疚一辈子。但是所有这些想法，只在听"正义兄弟"歌曲的时候才有。那时我还把卧室门闩上，音量调到最大，开一扇窗户，香烟扔得到处都是，被子不叠，屋子被我搞得一片狼藉。）

自杀？尖叫咒骂？失去理性会伤及无辜？不会的，绝对不会。我可能平时就是有点矫情、情绪化或者敏感，偶尔会"情绪低落"，仅此而已。

可是……

活在恐惧中

生活中，总有一些东西困扰着我。我总觉得还有另外一个"我"，连"超我"都无法控制。我自己从没感受到过真正的快乐，从来没有，因为我总是患得患失。无论是写一本人们寄予厚望的小说，还是去国外旅游，还是与一位很性感的男士约会。抑或是点一杯喝的，或在饭店吃饭，站着或坐着，甚至说话，我总是有各种各样莫名其妙的担心。我在曼哈顿附近长大，我都不敢坐出租车。我总在想如果这个司机打伤了我，谁来照顾我的狗狗。

这些都不算重要，因为我会被解雇，没了收入，只能住在车里。因为我每天过得诚惶诚恐，所以只要有一点安全感就会满足，总觉得一旦安全了，自己就不会担心那么多。真是这样吗？错了。

我曾试过，也真的这样做了。比如，为了应付那些不喜欢我的人，我吃了镇静剂去上班。去参加派对时，我试图营造出一种神秘兮兮的氛围——装作自己是一个很难接近、自信满满的大小姐，这样我就不用去见什么人（因为害怕别人会在回家路上奸杀我）。我不敢参与聊天，我只等着别人发表意见，然后我会说："是啊，我也是这么想的。"我是一只十足的变色龙，一个唯唯诺诺的老好人，"你不可能在任何时候让所有人满意"不适用于我，因为我就是在迎合所有人。

没人知道我用昂贵的香奈儿化妆品掩饰着我内心的煎熬，也没人知道我脑海中的对话：她没在写小说？可能是她压根儿就不想写。她对每个人都很好？她就是个骗子。事实上，没有人了解我有多痛苦。我甚至担心如果他们知道我总是胡思乱想，可能还没等我反应过来，他们就会立刻订张机票逃往巴黎。（之所以不会这样，是因为我不是双相情感障碍患者。）

没人知道我每天早晨起床时有多痛苦。掀开被子，克服内心的焦虑都需要很大的勇气，显然，这就是躁狂症的表现。

没错，就是焦虑。每个人都有焦虑的时候，但这种焦虑，不是高考前、结婚前或者新工作第一天的那种焦虑。我说的焦虑，是如同每天都有一只无形的巨手不停地戳我，让我无处可躲的状态。

焦虑与我形影相随。纵观我的一生，焦虑总是让自己本来想要做的很多事情戛然而止：我很小的时候，因为焦虑不敢出去玩；大学时期，与心上人坠入爱河，又因为焦虑导致这段关系无法开花结果；甚至连独自闯荡曼哈顿的愿望也因焦虑不了了之。焦虑迫使我经常会急匆匆地赶回家，确认炉子有没有关。还有担心朋友们可能会不喜欢我，以及一些无人在意的小事，焦虑会让我感到无比内疚，甚至哭得稀里哗啦。后来，焦虑迫使我接了很多枪手写作任务，而我想要写的小说就被搁置了。

焦虑从未消停过，我的生活也因它停滞不前。无论何时何地，在车里、地铁里或是在机场，我总觉得自己会迷路。打车或是等公交车的时候，抑或走在街上，我总觉得自己会被绑架。骑个自行车，我害怕自己会摔成半身不遂，万一再撞在水泥地上，大脑会受损。我甚至会想，自己会被老板解雇、会得老年痴呆。担心自己吃太多会长胖，不好看了，不合群了，朋友没有了，狗狗也会离我而去……最终一无所有。

所有的烦恼都一样，会不断累积，最后就像一个橡胶皮球，随着恐惧的增多，它会膨胀得越来越大。

用身心疲惫或心力交瘁来形容我每天的生活一点儿都不为过。有时候我内心崩溃，体力不支。更糟糕的是，我的大部分焦虑对我而言是如此真实，像精神分裂症患者听到的声音一样："这不是真的。"这些焦虑总是让人难以捉摸，相信自己的直觉就像写下一封绝命书那样难受。

通过多年服药以及其他辅助治疗，我尽一切努力去摆脱焦虑的困扰。随着诊疗的不断深入，用来治疗恐惧情绪的这些药物，服用的效果一次比一次好。但抗焦虑的治疗效果总是持续不了多久，总是差那么一点儿。

应对办法

我唯一的办法就是"暗中观察，伺机行动"：我变得极度警惕，我说了什么话，随时会观察人们会有什么反应。我也会仔细分析他们的表达方式，甚至揣测他们的面部神情。比如，他们是在嘲笑我吗？哎呀！我最好还是改变一下思路，把精力用在取悦别人身上。比如：他们是不是不喜欢这部电影？那我会告诉他们我也不喜欢。这特别像伍迪·艾伦作品中的"变色龙"。我成了一面镜子，人们可以看到自己的正面，而我可以沐浴在他们的余光中。

为什么要这样做？原因很简单。这么多年来，我学会了一个特别好的缓解焦虑的方法，就是相信每个人都喜欢我，只有这样，我的世界我的生活才会井然有序。别人微微皱个眉，我就会认为自己一定做错了什么。然后，"轰"的一声，我的世界倒塌了，自己变得更加焦虑。

因此我为自己设立了一个目标：要让每一个人都喜欢我，这样我的焦虑就会随之消退。

很显然，一直保持这种做法不太现实。我的问题是哪怕尽最大努力，我连一天也坚持不下去。我渴望像中餐一样，人见人爱，而且这种爱还能一直持续下去。

最终，我的躁狂焦虑症（强调的是"躁狂"）让自己筋疲力尽，从一个极端走到另一个极端。我依然很焦虑，但不再极度警觉，不再以自己的标准去评判这个世界。相反，我把这个世界当成自己的温床。但就像一位士兵长时间站岗执勤，连续两班倒，我直接崩溃了。

我的梦想是成为一名著名的小说家、演员或环球旅行家，但在现实中追求的目标要简单得多：就是让自己保持平静。

误诊

大约 25 年前，我碰巧发现自己竟然有本事把复杂的医学术语翻译成通俗易懂的日常用语。我曾匿名为一位专门研究创伤后休克障碍的医生写过一本有关创伤后休克障碍的书，不久之后，我开始为普通大众写更多有关医学方面的书。对我来说，这是一个特别理想的职业，我躲在幕后，为一些人写书，将他们想要表达的思想言论传达给读者，而我也不会因为有焦虑症而引起关注。因为我从小就善解人意，所以我总能够准确无误地将这些权威人士的声音传达出去。因此暂且还是忘掉我的小说吧，忘掉我早年想成为作家的豪言壮语。恰恰相反，我成了医疗保健领域的一名"写作枪手"。

更为讽刺的是，在我被诊断患有双相情感障碍 II 型之前，我已经写了 4 本关于大脑的书。对于大脑脑叶的相关知识，大脑的各个部分以及它们的功能我可以倒背如流。我已经记不得我曾经多少次用计算机和企业类比大脑不同区域及它们的具体功能。

我清楚大脑的每个区域和身体的其余部位都会产生联动，也知道信息如何在大脑中传递。

我做的研究及所写的书，内容包罗万象、应有尽有，几乎涵盖所有精神疾病，包括：临床抑郁症、慢性抑郁症、隐匿性抑郁症、强迫症、注意缺陷多动障碍、品行障碍、惊恐发作、数学恐惧症、学校恐惧症、社交恐惧症、进食障碍、边缘型人格障碍、精神分裂症、药物滥用、广泛性焦虑症、学习障碍、甲状腺疾病和低血糖。我甚至写过关于双相情感障碍 I 型的文章。

写了这么多，我竟然对自己的情况一无所知。

这是为什么呢？因为没有任何药物，没有任何计时服务，更没有任何自助书籍能治疗我的核心问题：双相情感障碍。更确切地说，是双相情感障碍 II 型。抑郁这部分好治，但表现为焦虑的躁狂呢？那些足尖点地、咬指甲、多维思维、咬嘴唇、焦虑、焦虑、焦虑、一惊一乍的症状？是躁狂？难怪花了这么长时间才得以确诊。

双相情感障碍 II 型现状

早些时候，对双相情感障碍有认知偏差的并非只有我一人。大多数人认为躁狂抑郁症等同于精神错乱，人们认为很多艺术家行为异常，就是躁狂抑郁症造成的——凡·高曾割下过自己的耳朵，西尔维娅·普拉斯曾把自己的头伸进烤炉里，欧内斯特·海明威用猎枪结束了自己的生命。因此，人们认为是躁狂抑郁或双相情感障碍 I 型导致这些艺术家走向极端，也许他们是对的。毕竟这是一种非常严重的精神疾病，如果得不到及时的治疗，他们的生活无论如何都会被摧毁。

双相情感障碍 II 型是一种病症较轻的双相情感障碍，其在欧洲国家被诊断为一种新疾病的时间大概只有十多年，美国对这个疾病的研究也是在最近几年才开始的。按照官方说法，患有双相情感障碍 II 型的病人通常有一次或多次严重抑郁发作以及一次或多次轻度躁狂发作。我们称其为胆小版躁狂抑郁症。当这个人处于躁狂发作期时，会同时伴有严重的焦虑、抑郁等症状，因此躁狂症就没那么明显了。双相情感障碍 I 型患者在发病期间会恨不得买下整个百货商店，与之相反，II 型患者则可能会花好几个小时考虑穿什么。一个患有双相情感障碍 II 型的人不太可能成为聚会最瞩目的焦点，相反他可能会因过度紧张而无法去参加聚会。在抑郁发作期，双相情感障碍 I 型患者有可能会自杀，而 II 型患者则可能会因为每天胡思乱想，甚至假想犯罪而丧失行为能力。

双相情感障碍 II 型听起来是不是特别像抑郁症？是不是也有点像焦虑或强迫症？是的——这就是为什么这个疾病还没有进入医生的关注范围的两个主要原因。大多数的内科医生、精神科医生和心理医生认为这是抑郁症，会给患者开抗抑郁药。也有医生认为他们患的是广泛性焦虑症，会开些镇静剂。有时候他们可能会把它诊断为伴有焦虑、品行障碍、注意缺陷多动障碍或有其他疾病的抑郁症，最多也就这样了。很遗憾，单靠抗抑郁药或抗焦虑药是不会有效果的。双相情感障碍 II 型是一种终生疾病，需要对症治疗，否则患者不太可能有好转。如果诊断有误，II 型患者的生活会毫无生气、半死不活，每天都充满焦虑、痛苦以及各种变数。

这听起来似乎还没那么令人担忧，因为没有人知道目前有多少人真的患有双相情感障碍 II 型。统计的数据令人震惊：2003 年，位于加尔维斯顿的得克萨斯大学医学中心进行了一项全美范围的调查，结果发现，大约 900 万美国人，即占总人口 4% 的人，患有双相情感障碍 II 型[1]；而就在此前两年，也就是 2001 年，由国家抑郁和躁狂抑郁协会（DMDA）进行的一项调查显示，当时双相情感障碍 II 型患者人数为 250 万。[2] 这两项调查结果表明，在短短两年内，患有这个病的美国人增加了两倍！

此外，这两项调查还发现，1/3 或者说 35% 的双相情感障碍患者，平均等待了 10 年——10 年啊，才去求医。更为糟糕的是，他们去求医时，却屡屡被误诊。

我也是经过多年反反复复的误诊才最终被确诊。不知道还有多少患者，像当年的我一样，还在那里徘徊惆怅，等待确诊。

不得不承认，我写这本书的确有利他主义思想，因为我想让世界上更多的人了解双相情感障碍 II 型这种疾病。同时，写这本书也是因为我不想独自忍受痛苦。我想找到那些多年被误诊，跟我一样饱受病痛折磨，孤独无助的患者。我想采访他们，看看他们都有哪些症状。我甚至想在社区开启一场对话，大家在那里畅所欲言，聊聊我们的病情，互相支持，无须有任何心理负担，无须担心被嘲笑、被烦扰，更不用考虑在那间屋子里会不会感到束缚。

这本书中的故事都是真实的，只是故事中的主人公都用了化名。通过了解他们的经历，你作为读者，或许能产生共鸣，或者你可能会找到前所未有的勇气、信念和希望。

你是否患有双相情感障碍 II 型？

如果你也被确诊患有无法治愈的抑郁症或慢性精神抑郁症（一种轻度抑郁症，表现为向来不怎么开心，总觉得事情不顺心）；如果你发现自己总是为每件事担心和焦虑（甚至是在你心情不错的时候也这样担心和焦虑）；如果你发现自己很多时候莫名地生气甚至勃然大怒；如果你的情绪总是挂在脸上，阴晴不定——那就来吧！你可能患有双相情感障碍 II 型，只是没有被诊断出来。

也许你自己包括你的治疗师和家人，对你患有严重或慢性精神障碍疾病表示质疑，或许你只是单纯的痛苦和难受，从来没有寻求过帮助，对，这个病就是这样。多年来，你也可能越来越厌恶自己，对你来说，生活就像翻越一堵砖墙：本来爬了很长一段距离，但最终因为没抓牢，重重地又摔回到地上。

像我和这本书中的被访者一样，你可能每次离开家时都很紧张。也许你正在做一份不能充分施展你才华但是"安全"的工作——因为外面广阔的世界让你感到恐惧，难以应付。或许你经常为手头很紧而感到迷茫，或许你经常为维系人际关系而感到困扰。甚至你可能认为幸福都是别人的事，与自己无关。

就像大千世界里数以万计的人一样，你可能认为你的问题都是你的错，而事实上，真正的原因是你患的疾病没有得到正确的诊断，你也没接受过对症的治疗。

如何使用这本书

通过这本书，你可能会弄清楚你自身存在的问题是不是源于双相情感障碍 II 型这个疾病。你可能也会发现当你无法胜任一个项目时并不是因为你懒惰，你害怕出门并不是因为自己内心脆弱，你不去追逐自己的梦想并不是因为你缺乏激情和欲望，相反，这恰恰是因为你的身体出了问题。

没错，我们自己的个性的确有多面性。并不是所有问题都可以归因于双相情感障碍 II 型。我依然记得自己被确诊后的那种心情（没有了最初那种"天哪，我疯了"的想法），反而彻底松了一口气，释然了。我能全神贯注地完成一项高强度工作。我可以玩得很开心，在那几天甚至几个月里，跟随我几十年的被邪恶附身的感觉再也没有了。我的生活变得井然有序：控制饮食，每周锻炼两到三次。我甚至每月都可以做到收支平衡。

这本书共分为三部分，第一部分主要探讨双相情感障碍 II

型到底是什么疾病、它与 I 型的区别、它的特点，包括新出现的"流行词"轻度躁狂的定义。

第二部分探讨双相情感障碍 II 型的"病因"——关于其病因的几个不同理论，大脑化学机制的作用，该病抑郁发作期和躁狂发作期的各种症状，以及该病的诊断。

第三部分讨论最重要的治疗方式：从药物治疗到生活方式的改变，从营养全面补充到谈话治疗以及群体支持。

通过这本书，你还会了解到更多关于我的故事，还有其他人一波三折被最终确诊的经历。同时你也可以看到来自各方的研究结果，包括各类研究文章，各种临床试验，以及这个领域里的权威专家——临床医生、研究人员和精神病学家的观点，这些知识有助于你了解自身情况，得到科学合理的医疗建议，让你意识到自己并不孤单。

我希望这本书能够帮你找到一些答案。我期待你在听到这种疾病的患者的声音时，在阅读这个领域的专家对疾病的解读时，你会得到彻底的释放和解脱，幸福也会悄然而至，而我曾为此苦苦找寻了很多年。

第 一 部 分

我是否患有双相情感障碍 II 型
——它如何影响我的生活？

_ 第 1 章 _

疾病自身

不知何故，我们总认为精神疾病可以被人完全掌控。

——作家兼教育家詹姆斯·佩尼贝克博士

仁者见仁，智者见智，每个人对双相情感障碍都有自己的看法：

"她真的疯了。她得了双相情感障碍。"

"他太狂躁了。快要崩溃了。"

"她应该进精神病院，她的躁狂抑郁症很严重。"

"他是一个疯狂的天才，但他的确患有躁狂抑郁症。"

"谁能和她住在一起？她疯了，绝对是双相情感障碍。"

"当然，他现在住院了。他得了双相情感障碍，是吧？"

詹姆斯·佩尼贝克博士的观点在上面的留言和评论中得到了验证，人们对精神疾病的确有诸多误解，而且这些观点是误解也好是偏见也好，我总能听到，更令人难过的是，并非只有我一人听到这些。多年来，由于人们对精神疾病不甚了解，他们总是对此敬而远之。双相情感障碍和心脏病、脚骨折一样都是令人抓狂的病。简而言之，它就是一种疾病，但由于它影响的是我们的大脑而不是心脏，症状表现得没那么明显。它也不稳定，更不像动脉阻塞或是高胆固醇那样能让人轻易辨别。

双相情感障碍 I 型和 II 型的区别

双相情感障碍 I 型

典型的双相情感障碍 I 型，或躁狂抑郁症的特征是情绪波动较为极端。在躁狂发作期间，双相情感障碍 I 型患者常常不吃不睡，思维奔逸，口齿不清，易怒爱生气。有时候他们也可能会有妄想症，例如，认为自己正在和某个名人交往，甚至演变成性滥交；有时会表现得很浮夸，吹嘘自己在一些一无所知的领域拥有专业知识。

在抑郁发作期间，双相情感障碍 I 型患者会有严重的绝望感和无助感。他们甚至无法起床，因胡思乱想而辗转反侧，无法入睡。他们可能无法正常工作或社交，会变得非常偏执。更糟糕的是，双相情感障碍 I 型患者会因情绪极度低落而企图自杀。

国家心理健康研究所（NIMH）归纳的双相情感障碍 I 型的征兆和症状包括：

双相情感障碍Ⅰ型躁狂发作

- ☐ 精力旺盛，活动增多，烦躁不安
- ☐ 极度亢奋，情绪过于高涨，兴高采烈
- ☐ 极其易怒
- ☐ 思维跳跃，语速很快
- ☐ 注意力不集中
- ☐ 睡眠少
- ☐ 对自己的能力和权力盲目自信
- ☐ 判断力下降
- ☐ 疯狂消费
- ☐ 较长一段时间内行为异常
- ☐ 性欲增强
- ☐ 滥用药物，尤其是可卡因、安眠药，甚至酗酒
- ☐ 有挑衅、侵犯或攻击性行为
- ☐ 拒绝承认自己出了问题

如果一天中的大部分时间（且几乎每天）患者表现出情绪高涨，并伴随上面所提到的三种或三种以上症状，持续一周或更长时间，通常就可以被诊断为躁狂发作。

双相情感障碍Ⅰ型抑郁发作

- ☐ 持续悲伤、焦虑或空虚
- ☐ 绝望或悲观

□　内疚、价值缺失、无助感

□　对曾经喜爱的活动失去兴趣，性欲减退

□　精力下降，慢性疲劳综合征

□　注意力不集中、健忘、优柔寡断

□　躁动不安或易怒

□　失眠（或嗜睡）

□　体重减轻（或增加）

□　非身体疾病或损伤引起的慢性疼痛或其他持续出现的一些身体症状

□　有死亡或自杀的念头，或企图自杀

如果一天中的大部分时间（且几乎每天），患者有上面所提到的五种或五种以上的症状，持续两周甚至更长的时间，就可以被诊断为抑郁发作。

双相情感障碍 II 型

双相情感障碍 II 型与 I 型不太一样，II 型不像 I 型表现得那么明显，双相情感障碍 II 型是慢性病，它会持续存在。与典型的躁狂抑郁症相比，它的症状更不易被察觉——就好比一个是潮湿、闷热的仲夏夜，另一个则是电闪雷鸣、风雨交加的夜晚，反差极大。双相情感障碍 II 型可以被称为"阳光型"或"柔软型"双相情感障碍，而双相情感障碍 I 型犹如一场黑暗浩劫，二者形成了鲜明对比。一个人的情绪阴晴不定，变化极快，在短短几个小时内，他（她）会从一种情绪转变为另一种情绪，这叫"快速循环型"；或者当两种情绪交杂在一起，既感到"阳光"也感到"黑暗"，这叫"混合循环型"，或者直接抛出双相这个词，患者会经历 DM，即"主要是抑郁症"（显然，这种情况不是 MD，即躁狂抑郁症）。

双相情感障碍 II 型患者比 I 型患者更容易感到焦虑（38% 对 23.7%）。此外，II 型患者患有恐惧症的比例更高（22.5% 对 11.8%），抑郁发作的频率也会高一些，这也是它经常被误诊为单相抑郁症的原因之一。[1]

双相情感障碍 II 型患者以及治疗这个疾病的专业人士面临的另一个问题就是将它与其他疾病混为一体。尽管最近研究表明，双相情感障碍 II 型确实是一种具有明显特征的疾病，它可以被独立命名，但许多人仍然认为双相情感障碍 II 型是双相情感障碍谱系表中的一部分，这就构成了一个范围很广的双相情感障碍，不仅包括 I 型和 II 型，还包括其他 6 种类型——也使双相情感障碍 II 型听起来更像是一个戏谑，而不是一种影响近 900 万美国人的严重心理疾病。

双相情感障碍谱系

1/2 型，分裂双相：精神分裂症兼双相情感障碍

I 型，躁狂但不抑郁

I 型 1/2，轻度躁狂为主（轻度躁狂）抑郁症为辅；

II 型，轻度躁狂兼抑郁症

II 型 1/2，抑郁症兼正常范围内的明显情绪波动（躁狂抑

郁精神病）

 Ⅲ型，由抗抑郁药物引起的躁狂症

 Ⅲ型 1/2，由滥用药物，例如兴奋剂等引起的躁狂症

 Ⅳ型，由高度情绪化气质引发的双相情感障碍（情绪低落）[2]

大多数研究还不能将双相情感障碍 Ⅱ 型从重度抑郁症中区分出来，而只能将其视为重度抑郁症中的一部分。[3] 事实上，在所有被诊断为重度抑郁症的患者中，通过深入随访，多达 25%~65% 的患者最后被诊断患有双相情感障碍 Ⅱ 型。[4]

很遗憾，由于双相情感障碍 Ⅱ 型是一种情绪障碍疾病，将其诊断为抑郁症，意味着本该服用的药物这类患者只服用了一半。没有情绪稳定剂，治疗可能没有效果，会不断引发更为严重的躁狂发作，极端情况下会导致自杀。有研究表明，很多患者自杀被认为是重度抑郁症导致的，而实际上是因为双相情感障碍 Ⅱ 型没有及时得到治疗而引发的。[5]

双相情感障碍 Ⅱ 型的问题在于它具有隐蔽性，不易被察觉。患者通常只在抑郁发作的时候求医。毕竟在一个人自信满满、精力旺盛、创造力强、表现出众的时候，谁会想到去看病呢？但不幸的是，躁狂症初期表现出"对生活充满热情"的态度，迟早会转变成焦虑、易怒、愤怒和失去理性——这些症状很少有人会想到与躁狂相关，反而被认为是抑郁症的表现。

更为讽刺的是，当双相情感障碍 Ⅱ 型患者真正进入抑郁周期时，症状通常是非典型的，与人们通常认为的抑郁症恰恰相反。

他们没有食欲不振，反而暴饮暴食。他们不会失眠，反而会嗜睡（睡眠过度）。他们的情感没有超脱，而是面对拒绝和批评时，他们的玻璃心很容易受伤（人际关系敏感）。在抑郁发作期间，他们不会一天比一天感觉更好，而是一整天感觉越来越糟。[6]

考虑到它的症状常常与其他疾病相似，双相情感障碍 II 型最后的诊疗办法是，只要再没有其他症状，就被确诊为双相情感障碍 II 型。这听起来也并不奇怪。

发生在欧洲的双相情感障碍

在欧洲的大量研究表明，双相情感障碍 II 型患者人数占总人口的 2%~5%；他们还发现，虽然双相情感障碍 I 型为大家所熟知，但 II 型患者人数是 I 型患者人数的两倍。[7]特别是来自荷兰心理健康调查与发病研究所的一项研究显示，双相情感障碍 II 型患者不仅生活质量差，而且他们当中有 1/4 的患者从未因情绪问题而寻求帮助——没有向初级护理医生或其他专业护理人士，甚至家人或朋友求助过。[8]

双相情感障碍 II 型的典型特点

心理健康专业人员判断你是否患有双相情感障碍 II 型的唯一方式，是通过你的某些特定行为来判断。上面提到的一系列行为和反应只能看作是诊断的一个"起点"，没错，这个表明你担心的感觉和行为是真实的。

幸运的是，在最近几年，双相情感障碍 II 型这个疾病已经得到了认可，并被纳入《精神疾病诊断与统计手册》第四版修订版中，这本官方更新的原始资料手册供心理治疗师、精神病学家和其他心理健康专业人士使用，协助他们查明精神疾病，而资料当中提供的诊断数据也被广泛应用于各个领域，例如医疗保险、医疗保健、同行研究、全球疾病分类以及治疗方案的选择。

《精神疾病诊断与统计手册》将双相情感障碍 II 型进行了分类与界定。例如，患者会有一次或多次抑郁发作，并伴有至少一次轻度躁狂发作。此外，患者从未有过一次完全"脱离现实"的双相情感障碍 I 型躁狂发作；精神分裂症、妄想症或其他精神疾病无法解释他（她）的情绪；而且在日常生活中，患者自己具有的这些症状会引起极大的痛苦。[9]

因为患者出现的这些症状和人的知觉一样，具有随意性，所以有经验的治疗师一方面需要通过《精神疾病诊断与统计手册》来诊断，同时还要利用自己的专业知识、经验以及相关的研究来判断。为此，表 1–1 和表 1–2 分别列出了从临床试验和流行病学研究（调查了大量人群）中筛选出来的双相情感障碍 II 型躁狂发作和抑郁症发作的症状。

性别偏见

研究显示，双相情感障碍 II 型的女性患者比双相情感障碍 I 型的女性患者要多。她们不会有严重的躁狂症，但会抑郁。他们进入快速循环的风险较高（一年中可能有超过 4 次高潮期和低谷期），因此用传统的方案很难治疗。为什么？这可能是激素差异和社会心理因素造成的。[10]

表 1-1　双相情感障碍 II 型躁狂期症状 [11]

反复出现并持续 1~3 天

焦虑（包括分离焦虑）

睡眠不规律

不像平时那么拘谨和害羞

比平时更健谈

急躁

情绪变化迅速（不稳定）

易怒

兴奋

过分自信

对环境敏感度提高

咖啡和 / 或香烟的消费增加

各种"过度"：过度活跃、过度计划、过度精力充沛

有惊恐发作史

药物滥用

强迫性进食或暴食症

性欲增加

恐惧行为（包括广场恐惧症和社交恐惧症）

强迫性行为（包括侵入性思想）

你患有双相情感障碍 II 型吗？

如果你拿起这本书，很有可能你已经怀疑自己出了什么问题，发现自己过的每一天和别人的不一样。也许你非常伤心……或许周二感觉很好，但到了周五情绪就低落了。也许你一直都很焦虑。或者你的感觉好到就像嗑了药一样，极度兴奋。这是你吗？你可能得了双相情感障碍 II 型。

表 1-2　双相情感障碍 II 型抑郁期症状 [12]

早期发作，复发，持续 3~6 个月

突然发作（通常）

嗜睡症（睡眠过多）（大多数情况下）

体重增加（通常）

自我怜悯

躯体化（躁狂发作期焦虑转为生理问题）

情绪压抑，晚上会更糟

无情的嫉妒

猜疑和偏执

难以相处的行为

对他人言行的自恋式误解（仅做参考）

运动技能减慢（精神运动性阻滞）

过度的罪恶感

人格解体（失去自我认同感和现实感）

孤僻和孤立

现实解体（认知转变：对曾经熟悉的事物"感到陌生"）

自杀意念（想法）

参照表 1-3 的症状，看看你是否有其中任何一个症状并持续超过 4 周时间。请记住，双相情感障碍 I 型患者就像舞台上表演的主角，很容易被看出来。而双相情感障碍 II 型患者就如同站在合唱队中的成员，难以区分，难以诊断，他们的轻度躁狂或狂躁发作期很短，短则只持续一天，但抑郁发作通常会持续3~6 个月！（请注意，医生就是医生，谁都无法取代。如果你有上述症状，请尽快约见你的医生。只有医生能明确告诉你是否患有双相情感障碍 I 型、II 型或者其他障碍疾病。）

表 1-3　这些说法听起来熟悉吗?

1. 我有时感到兴奋——自己绝对不能犯错。

2. 我的兴奋不会持久。还没等反应过来，情绪就低落了。

3. 我总是忧心忡忡。

4. 除非我吃了镇静剂，否则不能去上班。

5. 我不吃镇静剂，就无法入睡。

6. 有时我觉得自己得了强迫症。脑海里翻来覆去想同一件事——通常是想象自己怠慢了另一个人。我不愿意离开房间。特别是在我特别开心的时候，总觉得要有灾难发生。我服用过抗抑郁药、抗焦虑药，接受过谈话疗法治疗，甚至服用过草药，但都没什么效果。

7. 我早晨起床很困难。不想面对这一天。但到了晚上，又特别清醒，无法入睡。

8. 我绝对是"自我满足型"，一个随心所欲的吃货，精制的碳水化合物越多越好。

9. 我易怒，动不动就生气。

10. 我从不发表自己的意见。如果有人问，"你想看哪部电影？"或"你想去哪儿吃饭？"我总回答："随便，听你们的"。自己从来不做决定。

11. 我就像跷跷板。一天当中有一到两次，情绪总是起起落落，飘忽不定。

12. 我极其敏感。

13. 我是一位女性，月经期是我最郁闷的时候。

14. 我需要不断得到安慰。

15. 我的注意力不集中，浑身上下感觉不舒服。

16. 我可能会焦虑，但没有幻听和幻视，还能活在现实世界中。

17. 我无法专注于手头的工作。

18. 每个人都喜欢我（至少我是这样认为的）——我曾为此不懈努力。

19. 即使我精打细算，似乎还是债务缠身。

20. 我入不敷出。

21. 我一直在争先创优——不是因为我争强好胜，只想证明（证明给自己）自己和别人一样优秀。

22. 身体多动，坐立不安（抖腿，敲手指，咬嘴唇）。

23. 对我来说情绪变化没有中间地带，要么兴奋要么就是低落。

24. 我看过的治疗师多到连我自己都数不过来，没有一个能帮到我。

25. 一位医生诊断我患有双相情感障碍I型，并让我服用了锂盐——我恶心、浮肿，但都不起作用。

26. 抗抑郁药治不了我的抑郁症。如果说有什么作用的话，那就是这些药让我感到紧张和沮丧。

如果上面所提到的症状，有超过 21 项与你的情况相符，那么你可能患有双相情感障碍 II 型。事实上，哪怕有超过一半（13 个症状）与你的情况相符，也说明你的健康状况亮起了红灯。最好与医疗保健专业人士谈谈你的症状，这个很重要。

双相情感障碍之七大误区

有时候，对我们来说最难的是直面自己的问题。在我们所处的这个社会，尤其要直面疾病带来的耻辱。更为棘手的是，这个病被误诊的次数比被确诊的次数还要多。事实上，研究表明，误诊在双相情感障碍中很常见。[13]

仅通过观察患者本人，很难做出双相情感障碍的诊断，而且关于这个疾病依然有很多未解之谜，这也使问题复杂化。下面是一些普遍存在的误解或是疑惑，但目前都有了定论。

误区一：你可以振作起来

要真是这样就好了。我花了数年时间试图让自己尽快振作起来——安排日程、放松、睡觉、运动、锻炼、祈祷，结果发现这一切都是徒劳，自己的情绪反而更糟糕。假期会焦虑（"我怎么这么没用？"），焦虑小说还没动笔（我觉得就是自己不想写）。我把这些都归咎于自己。不，双相情感障碍是一种真正关乎大脑化学物质和染色体链的生理疾病。事实上，许多医疗保险公司已经不再将双相情感障碍列为心理健康疾病的范畴，而是将其定为器质性疾病——这也意味着治疗双相情感障碍和治疗嗓子痛和崴脚一样，都在投保范围内，治疗次数没有上限。

误区二：如果得了双相情感障碍，你的情绪时而亢奋，时而低落，起伏不定

尽管情绪循环可能会很快，但大多数双相情感障碍 II 型患者的抑郁状态持续时间都会比较长；轻度躁狂的发作则是转瞬即逝。有些人会深陷抑郁多达数年。抑郁期过后的好心情不一定是轻度躁狂。年龄越大，抑郁间隔期的时间就会越长。有些患者可能在较长一段时间内有了一定的缓解，那么这个阶段他的症状也就幸运地得到了有效控制。

误区三：如果患有双相情感障碍 II 型，你很容易就会成为更为严重的双相情感障碍 I 型患者

又错了。尽管研究表明，这种情况确有发生，但只是个例，不具有普遍性。以 5 年为一个时间段，只有 5%~15% 的双相情感障碍 II 型患者会发展为 I 型患者。如果你的作息时间被打乱了，例如，往返于不同时区，熬夜加班加点要赶最后期限，半夜哄宝宝睡觉，或者失眠（可能是焦虑引起的！），那么你就更容易患躁狂症。

误区四：只要我用药，病情就能稳定下来

研究一再表明，对于任何需要药物治疗的精神障碍，辅以某种形式的谈话疗法会更有效。如果你担心费用，请及时与你的医保公司联系，因为治疗这个病的大部分费用已纳入精神疾病报销范围。

误区五：如果被老板知道，他们会找各种理由炒了我

好消息是：我们并不是生活在查尔斯·狄更斯小说里的人物。即使出现任何精神疾病的征兆，我们都不会被践踏、遗忘或被打入地牢。但不幸的是，你把患病的事情告诉老板确实有风险，因为她（他）可能会对你更为关切，会密切关注你的一举一动，看你是否能正常工作。你的同事可能也会对你另眼相看，因此你不必告诉你的雇主。你有心血管疾病或糖尿病，你会告诉老板吗？你觉得有必要公之于众吗？不。只有当疾病真正影响到你的工作时，才需要另当别论。要不要告诉老板你患有双相情感障碍 II 型，取决于你自己。1995 年通过的《反残疾人歧视法》（DDA）规定，雇主不得歧视身体有残疾的员工，其中包括精神疾病，否则将被视为非法。

在当今的商业社会，如果你勤勤恳恳，高效地完成任务，又能用自己的技能为公司带来效益，没有人在意你是患有双相情感障碍还是你的脖子上长了 6 个肿包。相反，如果你不能高效地完成工作，或者在工作中屡屡犯错，那么，毫无疑问，工作表现不佳自然就是个问题。但话又说回来，任何正常人，如果在工作中屡屡犯错，他的工作也一样很难保得住。

请记住：双相情感障碍 II 型是一种轻度双相情感障碍。在大多数情况下，它不会对你的工作生活造成影响，导致你丧失工作能力。但是，如果你发现自己心情不好，思维变得模糊，工作变得马虎，那还是请病假吧！这不是骗人——你确实是病了。只不过这个病不是胸闷或鼻塞。除非你有急活需要马上交差，一般

情况下如果觉得自己精神压力太大，需要请假休息，请一两天假对自己没什么影响。（如果不方便请假，那就给你的医生打电话。医生会根据你的情况给你调整用药，帮你预约其他辅助治疗。另外，当你开始意识到自己出现双相情感障碍 II 型的症状时，一定要挤出时间学学自我保健，比如早睡、按摩、冥想。即使你没有时间休息，这些保健也可以帮你度过危机。）

误区六：如果让我爱的人知道我患有双相情感障碍 II 型，这会影响到我们的关系

如果你们的关系真的很好，就不会有影响。双相情感障碍 II 型只是一种疾病，是的，它和糖尿病或心脏病一样，也属于一种普通疾病。如果你对周围的人足够坦诚，你反而可能会得到他们坚定的支持和真正的理解。如果你变得躁狂或抑郁，他们可以帮助你稳定情绪。而且，作为旁观者，他们可能会比你还要更早地注意到你的一些抑郁或失去理性的行为。

那什么时候应该让别人知道你患了病？这由你来决定。至少我不会在第一次约会时提这事，但如果你们的关系进展顺利，而且你们已经约会好几次了，这时如果你想提，那就提吧。不要把它当成是一件"生死抉择"的事情，也不要把结果想得那么糟糕。只要告诉那个人你患有这个病，正在接受治疗就可以了。就这么简单。

做好心理准备，你所爱的那些亲朋好友可能会不相信你。当我第一次向家人提及我的疾病时，他们嗤之以鼻，认为我在搞怪，

只是在假扮电影中的某个女孩。他们认为我没病。当然，我自己的确有一些怪癖，但事实上每个人都有。

不过没关系。即使他们怀疑你的病情，但爱你的人永远会爱你。不管你信不信，虽然这对你来说可能是一件生死攸关的大事，但对其他人来说却不一定，真的没什么。

如果你的约会对象或者你的一些朋友被吓跑了，随他们去吧。你要当断即断。长远来看，有多少关系能建立在谎言或隐瞒真相之上呢？真的很少。

误区七：如果我是躁狂又怎样——我爱躁狂

轻度躁狂的确切定义就是欣快症。（有关轻度躁狂的详情参见第 2 章。）谁不想让自己以及自己的生活总是充满愉悦和兴奋呢？谁又不想站在一艘船的船舷上（只要这艘船不是泰坦尼克号）大声宣布自己是"世界之王"呢？很遗憾，双相情感障碍 II 型的轻度躁狂不会一直存在，最终，你要么会有严重的抑郁发作，要么会得等同于躁狂症的双相情感障碍 II 型——这时焦虑和恐惧会左右你的生活。

诊断为双相情感障碍 II 型并不等于被宣判死刑。得了这个病不要认为这就是你生命的终结。它跟糖尿病、慢性劳损或关节炎一样，它只是一种疾病。如果你对自己的病情了解得越多，你就越能清楚地向周围的人解释。

为了更全面地了解双相情感障碍 II 型这个疾病，接下来的几章将深入探讨它的特征、症状及诊断。

_ 第 2 章 _
轻度躁狂的定义

幸福对我来说远远不够，我还需要那种灵光乍现的

兴奋感，这正是我与他人之间的不同。

——加尔文和霍布斯

当我还是个孩子的时候，大约刚刚 6 岁时，就特别想划船。其实在那天参加夏令营之前，我从来没有坐过划艇。一位辅导员带着我和另外两个露营小伙伴去了湖边。我们坐在船上时，她划船的样子就像在跳舞，她的手臂呈现出优美的弧形。水波荡漾，掌声不断，飘荡在水面上。划船看起来并不难。把其他孩子们的吵闹声、叽叽喳喳声、游泳时噼里啪啦的水溅声，还有那些丢在沙滩边的浴巾、丁字裤、鼻塞和花色泳帽远远地甩在身后，这种感觉我爱极了。距离海岸边只不过几十米，喧嚣的嬉闹声、杂乱的画面就渐渐消逝了，一切都很安全，令人心安。

可能就在晚餐吃金枪鱼砂锅面时，我做了个决定，要划一次

船。直到那天深夜，我才突然意识到自己是多么想划船。我一定要划船，我可以划船。为什么不呢？我已经看过那个辅导员怎么划了。两支桨轮番进入水中，一进、一出，非常容易。

我悄悄地掀开羊毛毯，套上短裤和衬衫。球鞋堆了一地，我找出自己的鞋穿上，推开小木屋那扇沾满臭虫的纱门，一口气跑下山，来到湖边。成功了！

船停在岸边，在夏末月光的薄雾中，看上去就像阴森森的悬崖。我只能找到一支桨，它半埋在草里，有它就够了。

那天下午，看到那两支桨轻松划入水中，感觉一点儿都不费劲儿，但我把这支桨拿在手中时，感觉比想象的要沉。我双手握着那支桨，走到船边，把桨扔进船里。就差最后一步了，把岸边的船推到水中，然后跳上去，一切按照那天辅导员的那波操作去做。

湖水一片寂静，呈现出深蓝色，略带点白色。偶尔能听到从水里传来的声音，是鱼。现在只有我和鱼醒着。

水很冷，没关系。我有一个任务：划到湖中央，安安静静地待在那里，就像有双温暖的双臂拥抱着我。我用两只手用力推桨，把它当作杠杆，让船滑到湖中。

船动了！我漂在水面上：湖底的杂草和淤泥刮不到船了。我在慢慢地移动，就用那支桨，我开始不停地划，先划一边，再划另一边。

湖面上突然一片漆黑，比之前暗了很多，阴沉沉的。四周一片寂静，让人毛骨悚然，我的耳朵都快竖起来了。周围全变了，

　　　　　　　　双相情感障碍Ⅱ型

而我一个人孤零零的。我都干了什么呀？我要回去。

我不停地划呀划，但因为只有一支桨，船在原地打转。我没法转身，没法让船掉头，船一动不动，那里有怪物，藏在很深很深的水底，伺机而动。我正对着湖的另一边，看不到岸。

湖水在船底下汹涌流动。星星在水面的倒影中斑驳闪烁。我试着把桨探到水里，看看水到底有多深。就算我已经跪着了，腰也贴在船边了，船桨还是探不到底，太深了。

怪物。我快要被淹死了。我会整晚待在这里，淹死了也没人知道。起初我试着叫了几声，呼救声在湖面上回荡。"救……命！"我大声喊着，声音大到湖水被惊动了，虽然呼救声传得很远，但就是没有人回应。慌乱中桨掉到水里了，我把它丢给了怪物。

现在唯有一个办法能救自己——我必须游到岸边。前一年夏天我刚刚学会游泳，要么游回去要么等死。我惊慌失措，几乎要窒息。我没脱衣服没脱鞋，纵身一跃跳进水里，感觉要与世分别了。胳膊很疼，水冷得刺骨，运动鞋灌满了水，越来越沉，我把鞋甩脱了，然后一直游。本以为要被淹死，但没有，我活了下来。

当时并没有意识到，我其实距离岸边比自己想象的要近得多。

我当时只有 6 岁，回去后被批了一顿，还得了重感冒，这是当时唯一受过的惩罚。但光阴流逝，为了追求刺激，我还是接二连三地遇到了各种小挫折：上来就去骑没有辅助轮的自行车？骑着没问题，但胳膊骨折了。整宿不睡觉就是为了要完成科学课的期末作业？简单，但还是没完成。租了一套超贵的公寓？当然——我必须要同时打四份工来支付房租……如此循环往复，这种生活模式似乎早在那次半夜游泳之前就开始了。我以为自己无所不能，自己做的每一件事都是惊天动地的大事。我压根儿就不知道这种冲动和虚张声势的勇敢是不是什么其他事情的前兆，我家也没人知道。

轻度躁狂：新"流行词"

有些人将这种症状称为暴风雨前的荣耀。还有一些人称之为欣快感、激情或创造力的爆发，并祈祷永远保持这样的状态。为了写这本书，我采访过一个叫琳达的患者，她把躁狂症描述为"我的夏日浪漫曲，感觉如此神奇美妙，但持续几个月就没有了"。无论你使用什么形容词或用什么隐喻去描述，这些情绪和行为都被称为轻度躁狂——双相情感障碍 II 型唯一的一部"重头戏"。

轻度躁狂，即躁狂症的前期表现。对许多患有双相情感障碍 II 型的病人来说，这是他们经历的唯一一种躁狂症，然后过几个小时、几天，甚至几周，就会转为抑郁。对其他患者来说，躁狂症前必得轻度躁狂。我的轻度躁狂也是随着我的身体一点一点成熟而慢慢形成的。尽管几十年来，当年的那个湖现在变成了学校、朋友、工作和婚姻，但我自己无所不能的那种感觉一直都有。我就像一台永不停歇的机器，能量无限，可以通宵达旦做项目，除了咖啡什么都不喝。当太阳升起、鸟儿鸣唱，对大自然的那份静谧我依然感到记忆犹新。我真的能感觉到我的身体、心脏、肺腑，还有我的肚子在热血沸腾：我活着，一切都很美好！

这种间歇性自信（我不想称之为自我膨胀）促使我能和一些风趣的男人约会，并吸引了一大帮朋友。每个人都想和我在一起，我很漂亮！我这快乐的生活情调，别人未曾拥有。我很特别（我不想称之为自我妄想）。

最终，不管我想不想，我已别无选择，我那些激情四射、豪情万丈的感觉就像融化的冰雪一样，消失殆尽。曾经的快乐要么变成了焦虑，要么荡然无存。我会连续数日躺在床上，盯着天花板，脑子里思绪万千：我必须工作，截止日期快到了。"我必须工作了，但又不想动。"我会取消计划，待在家里陪我的狗狗、看电视，最后我变得越来越胖。自己没法出门了，更别说约会了。

我的情绪会变得特别沮丧，以至于精力枯竭，一切都戛然而止。曾经的无所不能，现在变得一无所能。

我的生活即将变成没有船桨却漂在湖上的那艘划艇，而这一次，我没有任何办法能上岸。

轻度躁狂与欣快症

轻度躁狂有个问题，就是它不会持续太久。在发病期间，你会有无穷的动力和干劲完成一项惊人的壮举。如果参加聚会，可以狂欢到第二天早晨。但最终你会精神崩溃。如果你患上双相情感障碍Ⅱ型，可能会变得更加躁狂（表现为焦虑），一件又一件的烦心事令你感觉脑袋快要炸了，它特别像一位久久不愿离开的不速之客，令你心烦。还有一种情况，就是在你精神崩溃的那个瞬间，心情特别沮丧，甚至你恨自己什么事都做不了。顺便想反问一句，你以为你是谁？凭什么认为自己什么都能做到？

轻度躁狂有较长的潜伏期，看起来像是欣快症，而且通常是极度愉悦。双相情感障碍权威专家凯·雷德菲尔德·杰米森在她的《天才向左，疯子向右》一书中提到[1]，如果没有旺盛的精力，人将一事无成，但这与日常的快乐和精力旺盛不同。正如杰米森所说，轻度躁狂会在瞬间发作，它不仅会让人变得脆弱，还会对人造成毁灭性的打击。焦虑来了，抑郁被压下去了。正如谚语所说："存在就是一种美好。"轻度躁狂是美好的——但它很快就消失了。

当你激情澎湃时，你会站在潮头，乘风破浪，你会让梦想成真，你会激发变革。但是轻度躁狂没有那么强大，它只是一种错觉，没有远见卓识，不能引领大家去做一些事情。这两种精神状态就好比小镇派对和梅西百货的感恩节游行，完全不同。

与人们正常的快乐感不同，轻度躁狂发作结束后，开心快乐的回忆会荡然无存。没有任何余味也不留一丝痕迹，取而代之的是崩溃——羞耻、自我厌恶和悲伤，像被打碎的玻璃一样，破碎不堪。

你是否有过轻度躁狂？

不必说，有关轻度躁狂的争议颇多，这迫使许多临床医生不断地评估并研究轻度躁狂及其特征。朱尔斯·昂斯特教授是最知名的一位研究轻度躁狂的临床医生，他和他在苏黎世、巴黎、瑞典吕勒奥和伦敦的同事共同设计了一个自我评估量表，可以在门诊病人中准确地发现轻度躁狂患者。多语种的轻度躁狂检查表（HCL-32）已经在国际上进行了测试，研究人员已经可以确定两种不同类型的轻度躁狂：

☐ 类型 1：活跃／欣喜若狂轻度躁狂。你精力充沛，可以同时处理多项任务。情绪高涨，思维清晰。

☐ 类型 2：冒险／易怒轻度躁狂。你很容易生气，急躁且固执。但你想要冒各种险，总觉得自己有无穷的创造力。

将轻度躁狂分为这两类，有助于医生评估病人。如果能够准确识别轻度躁狂症表现出的不同症状，他们就可以更加准确地诊断双相情感障碍 II 型患者，而不会将其误诊为重度抑郁症（MDD），这是双相情感障碍 II 型治疗过程中常见的一种错误。（大多数双相情感障碍 II 型患者只有在他们抑郁的时候才去看医生。因此，医生通常将其诊断为抑郁症而不是双相情感障碍 II 型。[2]）

表 2-1 是 2005 年发表在《情感障碍杂志》上的轻度躁狂检查表 HCL-32 中的一部分。列表上的每一个问题，患者需要回答

"是"或"不是"。这个检查表的其他部分主要是检查你目前的精神状态、家族病史、你处于这种状态时其他人的反应，以及轻度躁狂对你的生活产生的影响。[3]

表 2-1　轻度躁狂／躁狂症症状列表（HCL-32）

1. 我不需要太多睡眠
2. 我感觉更有精力，更有活力
3. 我更自信
4. 我更喜欢自己的工作
5. 我更喜欢交际（打更多电话，出门次数更多）
6. 我更想去旅行而且（或者）旅行次数更多
7. 我开车时倾向于开得更快或更爱冒险
8. 我花钱更多（太多）
9. 我在日常生活中（在工作中和／或其他活动中）更爱冒险
10. 我的身体更活跃（运动等）
11. 我策划更多的活动或项目
12. 我有更多的想法，更有创造力
13. 我不那么害羞或拘谨了
14. 我的衣着或化妆更鲜亮，更奢侈
15. 我想认识更多人或者确实认识了很多人
16. 我对性更感兴趣而且（或者）性欲增加
17. 我更爱卖弄风情而且（或者）性生活更多
18. 我比以前话多
19. 我思维更敏捷
20. 当我说话时，我会开更多的玩笑或用更多的双关语
21. 我更容易分心
22. 我尝试很多新事物

23. 我思维活跃，想法从一个主题跳到另一个主题

24. 我做事更快而且（或者）更轻松

25. 我更容易失去耐心而且（或者）易怒

26. 我会因为别人感到筋疲力尽或烦躁易怒

27. 我与人争吵次数更多

28. 我的情绪更高涨，更乐观

29. 我喝更多咖啡

30. 我抽更多烟

31. 我喝更多酒

32. 我服用更多药物（镇静剂、抗焦虑剂、兴奋剂……）

摘自 Angst J,Adolfsson R,Benazzi F,et al.The HCL-32:Towards a self-assessment tool for hypomanic symptoms in outpatients.*J Affect Disord*,2005;88:217–233。

轻度躁狂：好还是不好？你们可以探讨

轻度躁狂是双相情感障碍的一部分吗？是《与抑郁症和双相情感障碍共生》的作者、电子杂志《麦克曼抑郁和躁郁症周刊》[4]的出版人约翰·麦克马纳所说的"躁狂精英"吗？是约翰斯·霍普金斯大学医学院临床助理精神病学家约翰·D.加特纳博士在他的著作《轻症躁狂的优势：在美国（小小的）疯狂与（巨大的）成功的联系》中提到的成就了我们伟大的国家领导人所具有的那种充满活力的气质吗？[5]是凯·雷德菲尔德·杰米森还未进行充分临床研究的那种亢奋吗？

许多患有双相情感障碍 II 型的患者认为轻度躁狂是他们

的真性情，是没患双相情感障碍的自己。事实上，服用药物可能会让这些患者的症状缓解过头，导致他们变得抑郁而无法正常工作。无论是一种疾病，一次发作，还是一种优雅的状态，至少对我来说，轻度躁狂感觉真的不错，甚至我都没觉得自己是双相情感障碍患者。只有当焦虑慢慢开始出现，绝望的情绪让你跌入低谷的时候，你才觉得需要帮助。

一直处于轻度躁狂状态的那些人可能不会看这本书。他们外出办事，非常高效而且生活很充实。但如果你的轻度躁狂状态像我接受正确治疗之前那样，不是持久的，而是像生活中的一段小插曲一样短暂而美丽，那就请继续读这本书。在下一章中，你会看到轻度躁狂症是如何变成躁狂症的：这预示着你的精神要出问题了，最后的状态一定不会很好。

_ 第 3 章 _

双相情感障碍 Ⅱ 型高潮期：焦虑

在我很小的时候，蓝鸟般的焦虑就飞临过我的生活。

——伍迪·艾伦

在此之前，朗达从来没有在电视购物平台买过任何东西。主持人正在推销一款一次可以干 5 件杂务的厨房小神器，主持人才介绍到第三个功能，朗达就被吸引住了。主持人在展示这个小神器做厨房清洁有多省时省力时，朗达已经打了 800 开头的电话，提供了信用卡信息，购买了这款产品，她迫不及待地想拿到这款小神器。

一周后，她开始每天盯着邮递员，希望邮箱里收到那天订的包裹。货终于到了，她急切地撕开包装，插上电，抓起一个苹果，然后……没什么反应。好不容易启动了，这个小神器本应在纳秒之内将其切碎，但最后弄得一团糟。朗达特别生气，她对制造商夸大其词的宣传广告感到气愤，也对自己"白白吃亏上当"

感到愤怒。她把那小玩意儿打包退了回去。这还不够：她还给所有的亲朋好友发了电子邮件，一再提醒他们不要再购买"五合一"厨房神器。

但几天后，她焦虑了。朗达很害怕制造商会发现她在诋毁他们的产品。因为她还写了差评，所以她害怕制造商会起诉她（甚至更糟）。她认定这件事一定会发生，她整宿不睡，也睡不着。她甚至又给每个人发了信息，告诉他们：这可能是她一时疏忽搞错了。过了一段时间，她终于放下了这件事，焦虑也得到了缓解。但不幸的是，她还会"钟情"于别的东西，只是时候未到而已。

————

洛伊丝终于要去度假了。为了实现梦寐以求的巴黎之旅，她已经为此攒了两年多的钱。她想象着自己坐在巴黎街头的室外咖啡馆品尝着欧蕾咖啡的样子，幻想着能邂逅一位性感浪漫的巴黎帅哥。她提前几周就为此次旅行做好了一切安排，买好了能带上飞机的化妆品分装小瓶、旅行指南等必备品。最重要的则是出行前要安排好自己的贵宾犬莱纳斯的生活，一直以来她像爱自己的孩子一样爱它；洛伊丝很幸运地找到了一个宠物保姆，她每次周末外出度假或短途旅行时，保姆都很有责任心和爱心，会陪狗狗一起在洛伊丝的公寓里过夜。正是因为这位宠物保姆很棒，把狗狗照顾得很好，洛伊丝每次回家，一进门总能看到自己的狗狗健健康康、活蹦乱跳的。

但是洛伊丝之前从未出过国，这给她带来一些新的焦虑。她提前几天就和宠物保姆见了面，甚至在她离开之前就让保姆提前入住公寓陪狗狗，这样莱纳斯就不会孤单了。洛伊丝一口气写了5页的注意事项，还列出了一大堆紧急联系人。总之，走之前把该做的都做了。

但洛伊丝还是心神不定、心跳加速、口干舌燥。莱纳斯还好吗?! 洛伊丝在机场给保姆打了两次电话，一次在美国，一次在法国。一切都很好。她一到旅馆，就又打了一个电话。每次给保姆打完电话，她都感到如释重负。莱纳斯很好。但到了第二天，她又开始焦虑起来。最后，出门在外的那几天，她每天都要打电话回去才放心。虽然这并没有彻底破坏她的旅行，但也差不多了。最悲催的是，洛伊丝在这次海外旅行中并没有预想的那样玩得很开心。

———————

罗伯塔知道自己银行存款快花完了；她又算了算自己的支出，还得再等一周半的时间才能发工资，所以她决定做一下预算，要真正节衣缩食了：意大利面、沙拉、廉价食品，以及外出吃饭、看电影、参加聚会、添置新衣等全免。

头两天，罗伯塔做得还不错，所以感觉很好。她从银行取出100美元，两天过去了，钱包里还剩下65美元，账户里还有230美元。但是第三天，罗伯塔上网，偶然发现了一款"神奇"的面霜。据说它可以去除黑眼圈、皱纹，缓解红肿，令皮肤光彩照人。但一小瓶 225 美元，罗伯塔知道自己没钱，立即切换到了其他网站。但后来她发现自己在刷牙的时候，开车上班的路上，总惦记着那款面霜。最后，罗伯塔实在忍不住了，她必须买那款面霜。她用自己的借记卡付了款，而此时她的账户余额出现了负数。

在接下来的一个星期，罗伯塔要支付给银行的费用比那款面霜还要贵！她为什么要这么做？面霜到货的时候，罗伯塔非常着急，很想把它退回去——但她没那么做。一想到这款面霜可以让自己的皮肤光滑细腻，她还是选择留了下来。面霜真的不错，但她破产了，每天焦虑的就是钱。

不管你把它叫作什么，将其称为广泛性焦虑症、分离焦虑、妄想行为，还是拒绝接受现实，或是广场恐惧症，抑或是任何一种恐惧症，其潜在的症状都是兴奋和焦虑，然后状态直线下降，出现上述现象说明你患有双相情感障碍 II 型。

尽管有无数文章对药物滥用和双相情感障碍进行了研究和分析，但对双相情感障碍和焦虑症并发的研究却没有——而事实上，各种焦虑症和双相情感障碍比药物滥用更为普遍。[1]在一项研究中，超过一半（55.8%）的双相情感障碍患者至少同时患有一种焦虑症；几乎三分之一（31.8%）的患者同时患有不止一种焦虑症。[2]惊恐症是最常见的一种焦虑症，一般会出现在轻度躁狂发作期，也会出现在抑郁和躁狂发作期。[3]总体来看，广泛性焦虑症是双相情感障碍患者症状中最常见的一种焦虑症。[4]

躁狂焦虑症的四种类型

当你在考试、演讲或面试前，由于害怕出现咬唇、心慌、腿抖等症状时，你知道那就是焦虑。考试、演讲或面试一结束，这些压力源一消失，"正常"人就会很快恢复平静，但患有双相情感障碍 II 型的病人就没这么幸运了。当一种压力结束后，另一种就会接踵而至。不管发生什么，改变的只是情境，焦虑却一直挥之不去。

因为焦虑在双相情感障碍（以及抑郁症）患者中普遍存在，甚至是双相情感障碍 II 型"高潮期"发作的一个病症，我们需要不断探索和研究。本节将详细介绍常见的不同类型焦虑症的诊断，看看你属于哪一类。尽管每种焦虑症在《精神疾病诊断与统计手册》中都能找到各自的类别，但如果你的焦虑是双相情感障碍 II 型中的一个症状，也就是说，如果它不是抑郁症，也不是"单纯"的焦虑症，那么其治疗通常是一样的。让我们来看看双相情感障碍中很常见的四种焦虑种类或类型。

"混合式"

虽然躁狂症和抑郁症听起来像是一对矛盾体，但很多患者的确会同时表现出这两种病症的"混合式"存在，例如焦虑与敌对情绪、焦虑与喜怒无常、焦虑与绝望、好斗与自卑、思维混乱与焦躁不安。双相情感障碍 II 型患者比双相情感障碍 I 型患者或重度抑郁症患者更容易出现这种混合式焦虑，但他们不太容易陷入"快速循环"，即在一周、一天甚至一小时内，躁狂会变成抑郁，或者抑郁变成躁狂。患有双相情感障碍Ⅱ型的患者，其抑郁持续时间会比较长。

然后会怎样呢？最终，像我一样，你会对自己的身体以及出现的症状变得非常敏感，这时药物也要做相应的调整。（如果你在用药期间有情绪转化，一定要去找精神科医生，让他了解你的焦虑情况以及情绪的变化。）

"焦虑"类型 1：广泛性焦虑症（GAD）

这就是我——什么事都担心。医生把我的症状归结为女性体质，并给我开了抗焦虑药。他们给我开的药能让我平静几个小时，但会上瘾，每天吃一粒、两粒甚至三粒阿蒂凡（Ativan）。（那时我还要抽三包烟。）由于这些药只是部分对症，最后还是没有疗效——直到我得到了正确诊断。

根据 2004 年发表在《临床精神病学杂志》上的一篇文章，31.2% 的双相情感障碍患者患有广泛性焦虑症。[5]

表 3-1　广泛性焦虑症的症状 [6]

- 无法"摆脱"对生活的方方面面的焦虑和担忧
- 理智上知道有些事情无关紧要或者压根儿不存在，还是不由自主地担心
- 失眠
- 无法放松
- 疲劳和肌肉疼痛
- 头疼

- 易怒
- 全身颤抖和抽搐
- 出汗
- 吞咽困难

"焦虑"类型 2：惊恐症

简和其他几个朋友在一个朋友家的客厅里小聚，一边喝着鸡尾酒一边闲聊，女主人在厨房里忙碌着，简虽然只认识其中一个人，但还是跟坐在沙发上的另一个人聊了起来，她手里端着杯酒。简感到有点儿紧张。她头天晚上没睡好，工作压力也很大，但是她觉得自己没事，能应付得了。

紧接着，她喝了一口酒。几分钟后，她感到头晕，喘不上气，口干舌燥，心怦怦直跳。她突然跳了起来，喊道："有人在我的酒里下了药！"

其实没人这么干，事后简觉得很丢人。她的症状虽然有点吓人，但却符合惊恐症的全部特征。根据《临床精神病学杂志》2004 年刊发的一篇文章，26.8% 的双相情感障碍患者都患有惊恐症。[7]

表 3-2　惊恐症症状[8]

- 突如其来的恐慌
- 反复出现的恐慌
- 心跳加速或心悸

- 脑袋轻飘飘的，眩晕和／或无力
- 快要晕倒
- 出汗
- 刺痛，手麻
- 打冷战或脸潮红
- 恶心
- 症状会持续约 10 分钟

"焦虑"类型 3：强迫症（OCD）

强迫症会让人联想到各种各样的场景：一摞一摞的报纸、各种杂物将一间公寓挤得满满当当的，一遍又一遍地洗手，强迫性地数数，将画框一遍遍摆得整整齐齐的：《神探阿蒙》里的侦探阿蒙没有了私人护理开始抓狂。强迫症患者通常更关心他们的爱人，而不是他们自己。"要是……怎么办"，这是他们的口头禅，他们的强迫症行为总是停不下来，因为这在一定程度上缓解了他们对家人、朋友以及对世界的过度担忧。

在强迫症患者的头脑中，这种仪式感很强的行为可以避免一些可怕事情的发生，即使他们明明知道不会发生这样的事情。但这种强迫行为的"力量"会一直持续，直到另一个念头从脑子里蹦出来。最终，缓解焦虑的惯性思维会控制他们。例如，强迫症互助小组的一名成员丽莎每次经过一块空地时，都会认为她家的房子会着火，每个人都会被烧死。为了阻止这一恐怖事件的发生，她必须要在这块空地来来回回走 5 次，才能继续往前走。那如果她在车里呢？她必须得绕着街区开 5 圈。许多名人，如温斯顿·丘吉尔，弗朗西斯·福特·科波拉，约翰·皮尔庞特·摩根，阿尔文·艾利和何塞·坎塞科都患有强迫症。[9]

表3-3 强迫症症状 [10]

- 持续出现令人反感的一些想法或画面
- 强迫性穷思竭虑
- 强迫仪式性动作（行为）
- 对有形和无形东西的恋癖，例如：病菌、灰尘、健康、干净和安全
- 疑心重重引发极度焦虑
- 反复检查
- 过度焦虑，做一些有仪式性的事情会有所缓解

"焦虑"类型4：社交焦虑症

社交焦虑症，也叫社恐症。不论是在双相情感障碍患者中，还是在未患有这个病的人群中，"社恐"都是最常见的一种焦虑症。它的基本定义是在每天的生活中，都能感到急性焦虑和自我意识；这"七上八下"的紧张感，足以让一个人什么都干不了，甚至不能上学，也讲不了话。根据一项研究，15%的人在演讲前会有社交恐惧症。其次是参会时，14%的参会人员在进会议室那一刻以及13%的人走进一个参会者都已落座的会议室里，都会产生社交恐惧症。[11] 其他社交恐惧症包括害怕在公共场合吃东西、喝酒，或者害怕去上学。2004年发表在《临床精神病学杂志》上的同一篇文章显示，17.4%的双相情感障碍患者患有社交焦虑症。[12]

表 3-4 社交焦虑症症状 [13]

- 害怕被别人观察和评价而引发的持续性的、强烈的恐惧

- 担心自己的某些行为会让自己感到尴尬和羞愧而引发的持续性的、长期的恐惧

- 时过境迁，恐惧依然存在

- 恐惧强烈到影响自己的工作、学习以及其他活动

- 面对引起恐惧的情况，脸红、出汗、发抖，说不出话来

　　匹兹堡大学医学院双相情感障碍研究中心主任及精神病学家、医学博士安德烈亚·法焦利尼曾说过："焦虑一直都是双相情感障碍的一部分。"正如珍妮·莱尔歇·戴维斯在接受 WebMD 采访时所报道的那样，他继续说道："焦虑症和躁狂症不仅很难区分，有时甚至是不可能区分的。" [14]

　　无论是全面爆发的焦虑还是躁狂，这样的"高潮"终会消失。接下来会是什么状态呢？抑郁——躁狂的另一面，即我们将在下一章讨论的情绪状态。

_ 第 4 章 _

双相情感障碍 II 型低谷期：抑郁

> 抑郁症疯狂至极就是暴力。这的确是一场风暴，只不过是
> 一场阴暗的风暴。
>
> —— 威廉·斯泰隆

就像一对双胞胎，一张面孔戴着喜剧和戏剧、热和冷、正面和反面两副面具，双相情感障碍 II 型也有它不轻度躁狂的一面。如果你患有双相情感障碍 II 型，抑郁症迟早会发作，不是从轻度躁狂状态转为抑郁状态，就是从躁狂焦虑状态转成抑郁状态。而且，双相情感障碍 II 型患者的抑郁症发作持续时间会比躁狂症发作或躁狂焦虑发作持续的时间长得多。

很多双相情感障碍 II 型患者都会经历抑郁发作，持续时间短则两周以上，长则两年甚至两年以上。事实上，大多数双相情感障碍 II 型患者首次找医生就诊，都是因为长期抑郁才去的——这就是双相情感障碍 II 型患者经常被误诊为临床抑郁症的原因。[1]

更为复杂的是，双相情感障碍 II 型患者会表现出非典型性抑郁症症状。换句话说，一些抑郁症状可能看起来一点儿都不像单相抑郁症。

克雷格的故事

我们以患者克雷格为例。他的抑郁刚开始不是慢性发作，不是一点一点地影响到他的精神状态。相反，他是在某一天感到超级自信和兴奋，然后就好像什么东西爆炸了一样，突然"轰"的一声，他瞬间感觉变差了。由于他的异常行为发生得很突然，周围的人都认为这是因为他面临的新工作压力大、劳累过度所引起的。没有人怀疑他得了抑郁症，因为他假装感觉良好，而且假装得相当不错。当然，他喝酒喝多了，但是大家都这样。下班后喝几瓶啤酒放松一下是一件无比惬意的事情。对克雷格来讲，喝酒一定程度上能减轻和麻痹他的痛苦。

克雷格刚从建筑学院毕业就找到了一份肥差：担任一位著名建筑师的助理。起初他欣喜若狂，满腔热情地准备大干一番；甚至想随时征服这个世界（至少在芝加哥，即公司总部所在地）。他的热情还未减退，焦虑却开始了。在大厅里，当他路过正在谈事的一些人时，他在想他们是不是在议论自己；当完成一项任务后，老板没有表示感谢，他在想老板是不是要解雇他。所有的这些猜忌让克雷格很难受很尴尬，所以他尽可能不去纠结。但对正常人来讲，他们从来没有为此类事情焦虑过，至少他们从没提及过。

一天，克雷格醒来时感觉很不好。尽管睡足了8小时，他还是感到疲惫不堪，提不起劲来。突然间，他开始讨厌上班，讨厌焦虑，讨厌担心，讨厌每天没完没了地工作，甚至讨厌自己。这能骗得了谁？他自己根本不是当建筑师的料！他的自尊心荡然无存；他感到绝望和无助，他不知道自己怎么会这样。而就在前一晚和同事们喝鸡尾酒时，其中一位同事还告诉他，他正在做的那个项目，做得真棒！

但是过去这几周里，一直伴随着他的焦虑已经过去了，最终来势凶猛的焦虑放慢了节奏。他一有点焦虑，就去睡觉，醒来后，又开始焦虑了，就再继续睡。他筋疲力尽，头疼，肌肉也疼，就好像刚刚跑完十多千米似的。他天天打电话请病假。起初，同事们都送来"早日康复"的祝福，可当请假天数变成3天、5天，甚至10天的时候，谁都没法接受。他的老板看不下去了，让他去看医生。他答应了，但挂了电话，又去睡觉了。他不想丢了工作，但又表现出不在乎；害怕生病，但又想让自己生病；每天除了吃就是睡，什么都不做。在对他旷工提出几次警告之后，公司也拿他没办法，只好解雇了他。

结果呢？克雷格终于可以踏踏实实地安心睡觉了。他早晨起来穿上运动服，到街边的熟食店买点吃的：夹馅面包、烤奶酪三明治、花生酱、冰激凌、薯片、饼干和巧克力棒。由于饮食不节制再加上缺乏运动，他的体重开始飙升。他不想再装了，取消了约会，接着从每天早晨开始到下午 3 点左右，他就一直看各种招聘广告，然后到点儿爬上床开始睡觉。

克雷格的朋友们开始担心起来。认为他绝不是因为被解雇才变这么颓废的。该"振作起来了"，他需要继续自己的生活。朋友们刚开始觉得也许是他太懒了，自我放纵，不可能是抑郁症。毕竟，克雷格很能睡，抑郁症最明显的症状是失眠，但他没有。他的体重也没有下降——这是抑郁症的另一个危险信号。如果说有什么不对劲的话，那就是他变得越来越胖了。他的状态不是"螺旋式下降"，不是一点一点变得越来越抑郁。那么克雷格会不会是一夜之间得了抑郁症？

最终，克雷格的女朋友说动他去看了心理医生，医生很快做出诊断：克雷格患上了重度抑郁症。医生建议服用抗抑郁药物和采取谈话疗法。所有的药克雷格都吃了，但那些药让他变得更加亢奋；他仍然很讨厌自己，并没有任何好转。

不过，他确实很幸运。他看的第二个精神科医生做出了正确的诊断。双相情感障碍 II 型的确诊平均需要 10 年左右的时间，但克雷格只用了 4 年。

什么是双相情感障碍 II 型抑郁症？

当我们感到焦虑时，自己是知道的，同样，当我们抑郁时，自己心里也有数。可我们不愿承认，也不去求助，但那种绝望和无助的感觉始终都有。拖的时间越长，这种感觉越糟糕。

当处于重度抑郁或单相抑郁时，患者的情绪不会像钟摆一样，从躁狂到抑郁，再从抑郁到躁狂。她会一直抑郁，如果她有任何焦虑的话，一定是由抑郁造成的：孤独，能力不足，总是纠结刚刚结束或者未来要发生的事情。要想确定你的抑郁症是单相还是双相，需要有专业医生的指导，要做一系列的测试，还需要有自我认知。你有没有经历过特别大的压力，时间超过 6 个月，发现自己感觉越来越绝望？你是否有过失落感，几个月过后，这种感觉仍然挥之不去，就像刚刚发生过一样？

如果你之前从未抑郁过，但现在抑郁超过一个月，你很可能患有双相情感障碍 II 型。事实上，很多时候可能你还没来得及"享受"轻度躁狂，你的双相轻度躁狂就已经绕开躁狂直接陷入重度抑郁了。（见表 4-1，参照双相情感障碍 II 型抑郁症症状，你也可以在第 1 章表 1-2 中找到这些描述。）

表 4-1　抑郁发作期 [2]

发病早，通常很突然，反复发作，持续 3~6 个月：

- 嗜睡症（睡眠过多）
- 体重增加
- 自我怜悯
- 躯体化（躁狂发作期的焦虑转变为身体躯干上的问题）
- 晚上抑郁加重
- 无情的嫉妒心
- 猜疑和偏执

- 不爱活动，总是懒洋洋的

- 遭到拒绝极度敏感

- 对他人言行的自恋式误解（仅做参考）

- 运动技能减慢（精神运动性阻滞）

- 过度的罪恶感

- 人格解体（失去自我认同感和现实感）

- 孤僻和孤立

- 现实解体（对熟知事物感到陌生，认知改变）

- 自杀意念（想法）

"单周期"抑郁

与双相情感障碍抑郁症不同，单相抑郁症没有躁狂症状。临床抑郁患者可能表现出非典型或更加传统的抑郁症状。如果得不到正确的治疗，抑郁患者情绪会越来越低落，直到出现自杀行为。

临床医生通常将双相情感障碍 II 型患者中的抑郁症称为非典型抑郁症（AD）——这个术语出现于 20 世纪 50 年代，指的是伦敦医院里的一些病人，无论是电击疗法还是今天服用的常规抗抑郁药，对他们都不起作用。[3]

非典型抑郁症实际上是用词不当。很讽刺的是，在 20 世纪中期被认为是非典型的症状，如今却非常典型。现如今在所有的临床治疗中，从医生诊室到各大医院，有多达 1/3 的抑郁症患者具有非典型性特征。[4] 1998 年美国国家共病调查，收集了从年轻到中年患者的信息，发现多达 40% 的抑郁症患者具有非典型症状。[5] 对于双相情感障碍 II 型患者来说，光一份非典型抑郁症诊断是远远不够的，因为抗抑郁药只会"加速"双相情感障碍患者陷入躁狂状态。

除了非典型抑郁症，双相情感障碍患者也可能患的是"非典型"双相情感障碍——躁狂抑郁精神病。尽管它听起来像是一部制作粗糙的电视科幻电影，但躁狂抑郁精神病是一种慢性疾病，情绪波动持续两年甚至更长，但其轻度躁狂和抑郁症不会变成躁狂或重度抑郁症。我们可以把它想象成低脂版的双相情感障碍 II 型。

起伏不定

双相情感障碍 II 型抑郁症的另一个特点是快速循环，在 12 个月的周期内，有 4 次或 4 次以上的抑郁、躁狂、抑郁躁狂同时发作以及轻度躁狂发作，每次发作持续两个多月。[6]

双相情感障碍 II 型患者进入快速循环周期的可能性要比 I 型患者高出 15%。[7] 此外，非典型抑郁症更容易接受外界事件，如果在他们的生活中恰逢喜事，他们会从非典型抑郁症迅速转变为轻度躁狂（或躁狂）状态。

双相情感障碍 II 型的抑郁症有较强的隐匿性，因此频频被误诊。在一项流行病学研究中，一份心理健康问卷调查显示，首批 600 名受访者均表示被误诊过。最终研究结果显示 69% 的双相情感障碍患者最初都有过被误诊的经历。[8] 最容易被误诊成什么病呢？没错，你猜对了，就是抑郁症。另一项研究表明，72%的双相情感障碍患者被误诊为单相（重度）抑郁症。[9]

双相情感障碍 II 型的抑郁发病周期是躁狂抑郁发病周期的三倍，这点也令误诊导致的后果更为严重。[10] 如果得不到准确的诊断，双相情感障碍患者的生活质量会大大降低。与健康的同龄人相比，他们的收入会更少，工作地位会更低，人际关系也会变得更差。[11]

双相情感障碍不仅是高潮和低谷的问题，还与人体化学机制，与你的天性和遗传相关。这些内容我们将在下一部分进行探讨，主要解答"我为什么会患双相情感障碍 II 型？"这个问题。

第二部分

我为什么会患双相情感障碍Ⅱ型？

_ 第 5 章 _
双相情感障碍患者的大脑

大脑比天空更辽阔。

——艾米莉·狄金森

一个人患中风的时候，每分每秒都生死攸关，因此有人说："时间就是大脑。"对我们这些心理疾病患者来说，我觉得那句话应该改成："时机就是大脑。"

患有心理疾病不会带来身体上的崩溃，没有黑白分明、清晰可见的症状，也不会马上面临垂死挣扎。你大脑中的化学物质相互作用的方式，你的大脑、你的血液、你的基因，乃至你与生俱来的直觉和后天的生活经历，造就了今天的你——这些当然也是导致你患上双相情感障碍 II 型的因素。你从父母那里遗传而来的基因，你整个身体物质构成的方式，都可能使你更容易患上双相情感障碍，但是它需要通过你对某种情境——某种压力——的反应来激发。换句话说，它有个触发时机。

一位备受尊敬的儿童精神科医生曾经跟我说，他见过极为令人生厌的家长抚育出健康的孩子，也见过堪称"典范家长"的父母抚养的孩子饱受抑郁症和双相情感障碍的折磨。总之，在很多情况下，为什么是你而不是别人患上双相情感障碍，就是运气使然。[1] 时机决定一切。

但是，"如何"和"为什么"同样重要。为了真正了解大脑中到底发生了什么而导致了精神障碍，你首先得了解大脑的工作方式。

大脑探秘

如果你上过高中，你可能解剖过青蛙。（我至今还记得，在实验室里，那只死了的、被剥了皮的青蛙躺在金属板上，强烈的甲醛气味甚至"淹没了"我同学的声音。回想起那情景我仍心有余悸。）说起来令人难以置信，但是那极小的脑球，就是你解剖青蛙看到的花生米那么大点儿的青蛙大脑，跟我们人类的大脑很像——不仅如此，同样令人难以置信的是，我们的大脑指挥心脏像水泵一样输送血液，指挥肺吸进呼出空气，指挥腺体在面临危险时分泌激素，这些功能跟青蛙的一模一样。

我们人类的大脑与那些低级动物的大脑唯一的不同在于，我们有一个位于大脑皮质及其邻近区域的、更为精密复杂的"情感－记忆－思维轴"：我们的思考、分析、发现、希望、恐惧就产生于此。

那么，就让我们快速地探索大脑的各个部分，看看这些部分最终如何连接如迷宫般错综复杂、带电的和化学反应的大脑皮质，从而造就了与众不同的每个人。（关于这些文字描述的直观对应位置，见图 5-1）

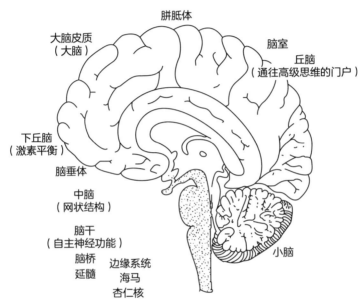

图 5-1　大脑剖面图
绘图：弗朗西斯·佩尔兹曼·利肖

起点：周围神经系统和脑干

周围神经系统，即蜿蜒盘旋全身各处的神经通道系统，实际上是连接着脊髓的、充斥着刺激点和反应点的外围辅助通道。由此往上往外，是由脊髓和大脑组成的中央神经系统。

由骨骼组成的脊柱内，满载着信息的神经脉络上下蜿蜒，看上去就像汽车银行里用来服务的一根根管子。脊髓粗厚的神经纤维与大脑汇合的接合处被称为脑干，这里汇聚着我们和青蛙都具有的一切无意识功能：呼吸、吞咽、调节血压、维持体温。这条通道再往上一点点是中脑，这里还是脑干的一部分，掌管着其他无意识的反应，如眼肌运动、反射动作和警觉性。[2]

脑干有一个区域被称为中缝核群，血清素在此产生，然后投射到大脑的不同部位。血清素是一种神经递质，与双相情感障碍和抑郁症密切相关。研究表明，双相情感障碍患者神经元中与血清素有关的特定遗传标记（1a 受体）减少了40%。[3]

驻足闻香……

脑干支配视觉和嗅觉以外的所有知觉。视觉和嗅觉直接畅通无阻地通往大脑更高级的部位，这也说明了为什么这两种感觉总是会更灵敏——比如说，某种香味瞬间就能让你想到你的第一辆车的车后座，或者一条丝巾一晃而过的色彩会令你心酸地想起故去的母亲。[4]

整个脑干看起来非常像爬行动物的完整大脑——因此，有时候脑干也被称为爬虫脑。下一次你思考青蛙为什么不会算二加二等于几的时候，你就该知道原因了：因为青蛙的大脑只有这么大。

逐步靠近：小脑

小脑这个词可不是指《乱世佳人》里郝思嘉生活的时代。在拉丁语里它的意思是"小的脑子"。小脑附着在脑干的背面。这个"小脑"没那么小，要知道它负责协调我们所有的动作，包括每一次迈步、每一次站立，它甚至还负责协调让我们能说话的那些肌肉。它还储存一些简单的、未经加工的记忆——从唱生日快乐歌到有人递给你礼物时说谢谢。至此，双相情感障碍患者的神经与常人完全相同。我们跟常人真没那么大的差异。

接近终点：丘脑和下丘脑

脑干之上，小脑之前是非常高效的丘脑和下丘脑——通往思想、情绪以及甄别精华和糟粕的健康心理的门户。

每一点信息，每一条消息，无论是微不足道的还是极端重要的，都会通过丘脑——一个类似谷歌的分类中心——进行初步的检索分类，判断大脑的哪部分接收哪些信息。比方说，你在一家梅西百货的橱窗看到一条非常漂亮的连衣裙。丘脑会指示裙子的图像进入位于大脑上层的记忆存储库。与此同时，想象你穿着那条裙子参加派对时风情万种的样子，你情绪高涨，兴奋不已。（如果是双相情感障碍患者，那种情绪可能会被焦虑所取代。）裙子的价格也由大脑上层来接收——在躁狂状态下，丘脑会对此不加理会。丘脑会持续不断地像指挥交通那样，将与裙子有关的这些想法（或消息）往大脑上层不同区域投射，确保覆盖到关于这条裙子的所有信息成分——从大小、颜色、兴奋感，到账单收支和信用卡限额。如果你正处于轻度躁狂早期的话，那些信息还包括极度的幸福感。

丘脑的正下方是下丘脑，它是大脑激素控制中枢。下丘脑大小跟一粒豌豆差不多，却是精力充沛的功能发电机，调节着我们的饮食模式、睡眠 - 觉醒节律、性冲动，以及对任何心理障碍症患者都至关重要的脑垂体。脑垂体是激素（化学物质）分泌的君主、女王和王室成员，是强大的监管员，监管着滋养基础功能和高级功能的激素。换句话说，没有下丘脑，人不可能进化成比青蛙更高级的物种。[5]

与丘脑相邻的是腹侧纹状体，这是大脑处理奖赏的区域。研究发现，双相情感障碍患者的这个小角落异常活跃（灰质还少了30%）。后果是什么呢？判断力差——无法理解过度消费或滥交会给生活带来负面影响。[6]

假如你在参加智力比赛节目《危险边缘》且话题是"大脑"

- 大脑的重量大约 1 360 克，大小跟一包糖差不多。
- 皮肤的重量是大脑重量的两倍。
- 大脑主体包含 1 000 亿个神经细胞——相当于地球人口数量的 16.5 倍。
- 大脑的 75% 是水。
- 7 岁时的大脑重量和大小已接近成人。
- 所有婴儿刚出生时大脑都是女性化的。男性激素即睾丸素被投射到大脑时，男性大脑会生成不同的脑回路，这个时间通常是在婴儿出生 8 个星期后。
- 供血中断 8~10 秒大脑就会失去意识[7]。

双相情感障碍 II 型患者大脑的终点

虽然丘脑、下丘脑还有中脑的其他区域对精神疾病有影响，但大多数大脑功能障碍出现于接下来的几个部位，这几个部位是逻辑、情绪和概念化等更高级的大脑功能产生的场所。

掌管情感的边缘系统

刺激一只猫的下丘脑的某一个位置，你会看到猫无缘无故地发出愤怒的嘶叫声，开始疯狂的攻击行为。刺激另一个位置，你会马上看到猫惬意地发出呼噜声，想要坐到你的腿上。但是这些行为都发生在实验状态下。不论是哪种情况，猫都没有被激怒；它没生气，也没高兴。但是，猫确确实实"做出了"行为反应，只是没有带上任何情绪。

这就是边缘系统发挥作用的地方。这个神经细胞网络赋予我们感知的能力，使我们的行为有了情感内涵，填补了猫的"虚假"愤怒和空洞愉悦所欠缺的深度。因为有了边缘系统，我们得以感知真正的愤怒、悲伤、快乐和兴奋。对双相情感障碍患者来说，边缘系统呈现的是这些情感的夸张形式。

边缘系统就位于大脑高级功能区的正下方，确保情感能够抵达意识思维，也确保思维能够影响情感。边缘系统和大脑高级功能区之间会相互产生积极的影响。化学物质的失衡会激发错误的诱因和/或造成对某一事件或场景反应欠妥当。例如，边缘系统失衡会导致我们不知不觉地忽视我们站起来的时间（或者反过来，在我们的记忆中印刻上恐惧），也会让我们不由自主地感到抑郁，即便是身边有一群理解支持自己的朋友，也无济于事。[8]

掌管记忆的海马和杏仁核

这些名称听起来像是音乐剧《猫》的角色，但是在现实中，海马和杏仁核掌管我们大部分的记忆内容。

海马看上去像海洋中的海马，位于大脑的前部，便于直接连接各种感觉、记忆以及边缘系统。

例如，海马可以识别出一个明媚夏日的画面，连同微风中飘散的花香，再把这个画面跟你记忆中小时候的某个相似夏日联系起来，那个记忆也许储存了 20 年之久！有了这种能力，海马就能刺激边缘系统做出反应，唤起怀旧情绪。这种情绪反过来会触发大脑的思考区，使之打开通往过去的闸门，打开与这个过去有关的一切想法、诺言，以及很久以前的梦想。

位于边缘系统正中的杏仁核会促进这种记忆及其情感意象的喷发和奔涌。杏仁核还帮助我们识别面部表情和声调——这方面双相情感障碍患者的解读经常出错。大脑化学物质的失衡也有可能影响杏仁核的功能，因此，双相情感障碍 II 型患者可能无法准确"解读"他人。事实上，有研究发现，别人不含褒贬的表情，在双相情感障碍患者的眼中可能是负面的表情。换句话说，双相情感障碍 II 型患者把不含褒贬的表情看成是不赞成。（我的治疗师称之为反精神。）双相情感障碍患者的杏仁核也可能在恼怒的老板或烦人的朋友离开很久之后仍然活跃——这意味着你会持续害怕、生气，或者伤心的时间会超出正常的范围。

海马的另一个部位海马下托，会利用存储的记忆来帮助我们识别可能有危险或有益处的情境，但是，双相情感障碍患者的海马下托也"走偏"了，造成海马与海马下托的连接偏少，导致患者经常无法准确判断某一个情境是否安全。[9]如今焦虑症已经伴随我 40 多年了，我敢说我的海马下托极有可能完全被清空了。

掌管高级思维的大脑皮质

强大的大脑皮质是人脑的精华所在，它使我们独具个性，从容应对外部世界。被我们称为"决策功能"的一切思维和解决问题的活动，如组织、抽象、沟通、理解、创造、察觉、记忆、分析等，都发生在大脑皮质。换言之，它是思想的栖所。

但是，相对于深邃的思想，物质层面的大脑皮质非常浅薄：它是由神经组成的薄薄的一层物质，厚度只有 0.3175 厘米，却有数十亿个细胞。它的下方是大脑主体，也就是科学家们所说的大脑，由厚实、温暖、柔滑的块状白质组成。你知道的东西越多，你的大脑越大。但是，我们的头颅并没有随着知识的增长而前额鼓突，像某些想象中的外星人那样。相反，我们的经验、教训等只在大脑的表层增长。大脑上方皮层褶皱叠痕不断增长，使我们的大脑布满典型的皱纹和褶痕。

大脑皮质单调的灰色，细薄的模样看上去平淡无奇。但是，真人不可貌相——它主宰着我们之所以成为人，之所以成为独立个体，之所以成为我们自己的一切。大脑皮质也是信息被歪曲、失真、被误解的场所——是心理疾病可能扎根，并与边缘系统的情感一起，牢牢守住不放的地方。[10]

脑叶速查

就像拼缝的被子一样，大脑皮质也分为一段段一节节。你可以想象，在大脑中间画下神奇一笔，将其分为两半，这两个脑半球跟镜子里面的影像似的，一模一样，但是功能不同。左半球跟逻辑、解决问题和语言有关，右半球跟视觉记忆和绘画、演奏音乐或表演舞蹈的能力有关。

不仅如此，每个半球还分成 4 个脑叶，右半球有 4 个右脑叶，左半球（你能猜出来）有 4 个左脑叶。每个脑叶都有特定的功能。额叶负责决策功能，枕叶负责解读我们看到的东西，颞叶存储大部分记忆，顶叶把字母拼在一起组成词——再把词组合起来转化成思想。图 5-2 展示了不同脑叶在大脑的位置。将各部分区分开来，研究者就能更精准地找出化学物质出现功能障碍的部位。

问题的关键：交流

所有的大脑解剖直指一个关键点：那就是外部信息（刺激物）经过大脑处理后再传递出来（反应）的路径——信息向上传到中脑，向下传到心脏，再向上传到边缘系统，穿过颞叶，往返于大

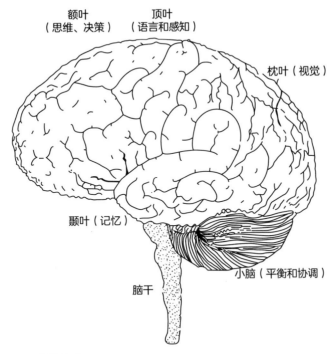

额叶 顶叶
（思维、决策） （语言和感知）

枕叶（视觉）

颞叶（记忆）

小脑（平衡和协调）

脑干

图 5-2　大脑脑叶

绘图：弗朗西斯·佩尔兹曼·利肖

脑皮质中，穿过丘脑，经过海马，再往下传到脊髓。双相情感障碍正是产生于这个过程中。大脑中的这些信息传递通道，就跟身外发生的人生重大事件一样，决定了你是否会感到幸福，决定了你的行为是否妥当，决定了你是否会因为过于抑郁而无法维持正常行为。

　　以一个简化的刺激-反应（湿漉漉-抓毛巾）过程为例，就能充分说明一个特定的信息是如何跨越青蛙的层次进出人类大脑的。你刚刚结束淋浴，水还在后背流淌，你觉得浑身湿漉漉的。"湿漉漉"这个刺激传递到你的脑干（这时你的体温可能会下降，你的皮肤起鸡皮疙瘩），再往上传递到你的边缘系统（这时你觉得不高兴、不舒服），再到你的额叶。（这时你觉得你可能会感冒，除非你把自己擦干。）这个反应——擦干——会从你的视觉脑叶（你看到架子上的毛巾）传递到你的下丘脑（这时一个肾上腺素的指令让你保持警觉），从你的颞叶（这时你记起干燥毛巾带来的舒适感觉）传到你的额叶（这时你已经抓住毛巾了）。这一切发生的同时，一起穿梭在大脑通道中的还有其他数以百万计的信息——从呼吸到挠痒痒，从考虑晚餐到想起某项工作的截止日期，再从因为截止日期感到焦虑到真正坐下来做这项工作，等等。每时每刻，无穷无尽的指令被发出，信息被储存，感知被理解，情绪被感受，所有这些在不到一秒的时间内依次在你的大脑里畅通无阻地传递，在每个小时，甚至在你睡觉的时候都是如此。

计算机和光纤经常被用来形容大脑是有道理的。大脑及其整个神经系统有一个信号和导线网络，将整个系统的每一个部分与其他部分连接起来，就跟我们通过电缆、卫星、手机在网络空间发送邮件是一个道理。这些导线就是神经细胞，即神经元。神经元通过电脉冲和化学导体传递诸如"湿漉漉－抓毛巾"之类的信息。具体过程如下：

电脉冲携带着信息，比如说"冰冷"这个信息，穿行于神经元细胞内直至抵达细胞的边缘，即轴突。轴突的前面，是通道上的一个小小空间，叫突触。你可以把它想象成一条没有桥梁的河流。电脉冲没法穿过"河流"。为了穿过突触到达下一个神经元，继续传递信息，电脉冲得由电动"汽车"变成化学"船舶"，用医学的术语来说，就是变成神经递质。一旦穿过突触，该信息又转换回电脉冲形态。在下一个神经元边缘，同样的电子—化学转换过程再次重复。（见图 5-3 神经元的放大图像，以及图 5-4 神经递质和突触的放大图像。）

电脉冲与神经递质交汇的突触，就是心理疾病产生的场所。

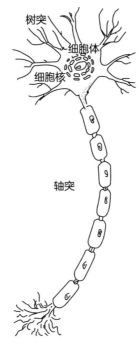

图 5-3　神经元剖面图
绘图：弗朗西斯·佩尔兹曼·利肖

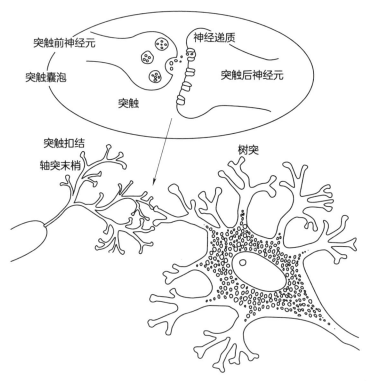

图 5-4　神经递质与突触关系放大图
绘图：弗朗西斯·佩尔兹曼·利肖

当好的化学物质变坏时

　　把青蛙的大脑想象成自己生理机能的一部分是困难的，靠观看一集《天线宝宝》就去想象大脑中某种化学物质留下的极其微小的痕迹能制造出绝望、焦虑、轻生念头，或躁狂情绪也同样是困难的。

　　　　　　　　　　　　　　　　双相情感障碍Ⅱ型

但是，正如一条名为脱氧核糖核酸的氨基酸蛋白质决定了我们眼睛的颜色、弹钢琴的能力、对数学的偏好，大脑中某些化学物质的数量和／或反应也决定了哪些人会患双相情感障碍 II 型，哪些人不会。

总的说来，只要那些在突触"桥"上的化学物质，即神经递质做出回应，那些神经元之间的传输线路就会保持活跃状态。一些神经递质是"刺激性的"，会让你的传输线路兴奋起来——拿干毛巾——立刻！马上！其他神经递质是"抑制性的"，会压制和克制你的行为（不要赤身裸体奔向旁边的家居用品店！）。如果一个电脉冲信息抵达神经元边缘，却没有化学物质接收体将它传递到下一个神经元，这条信息就会消失。同样，如果一个接收体因传递信号不当致使该信号被误读，或者，如果已有的神经递质接收体已经满载无法再装下信息，该信息就会被破坏、被改变或者消失。而一旦发生这种情况，这条信息就会衰退、变弱，继而出现化学失衡，于是，这个信息可能会永远带着心理障碍的色彩——除非有具体的药物或生活方式改变了它的进程。

1 000+ 碎片

每一种神经递质只对一种特定的神经元做出反应。跟拼图碎片一样，必须要有完全匹配的递质才能让信息飞过突触抵达下一个神经元。没有正确的电脉冲"口令"，神经递质会默默地待在那里，或是被错误地激活。

这倒不见得都是坏事。不是每一个待在突触里的神经递质都要有个匹配对象。事实上，很多神经递质需要保持静默才能传递正确的信息。关于大脑受损的最新研究发现，不论是中风引起的还是事故引起的，创伤出现时，大量兴奋的神经递质会奔向受损部位。而正常情况下应该沉默的、静止的、安静的神经递质被激活，结果就是大脑受到了更大的损伤。[10]

我是我的朋友

双相情感障碍 II 型这类情绪障碍患者的神经递质（即化学物质）是不正常的，有的化学物质反应过度，有的化学物质则反应不足。情绪障碍患者大脑中最常见的失衡神经递质是单胺类神经递质，之所以叫单胺类神经递质，是因为它们都含有一个共同的氨基酸成分。《美国精神病学杂志》发表的一项研究指出，双相情感障碍患者的单胺类神经递质比未患该病的人多 30%。[11] 单胺类神经递质能影响情绪、专注度和压力调节，影响体验回报和愉悦的能力，还会影响精力集中的能力。

与双相情感障碍密切相关的三种单胺类神经递质是：

*血清素。*与睡眠、情绪、记忆和体温调节有关。研究发现它会影响食欲，导致偏头痛，引发焦虑；研究还发现暴饮暴食与血清素失衡有关；简单碳水化合物会增加血清素活动

强度，令人心情更好。

去甲肾上腺素。影响专注和精力集中的能力。去甲肾上腺素失衡还会导致抑郁。

多巴胺。影响情绪、动作和认知。

由于对大脑化学物质的研究取得了最新进展，现在的药物疗效更强了。很多种抗抑郁药和抗惊厥药都能影响单胺类神经递质的活力，还能根据你大脑的结构特点，促进你大脑化学物质恢复平衡。（具体的双相情感障碍 II 型药物治疗，参看第 9 章。）

从化学物质的角度看

单胺类神经递质不是大脑唯一的一种神经递质。与双相情感障碍有关的化学物质还有：

谷氨酸，既是一种氨基酸（脱氧核糖核酸的基本成分）也是一种神经递质。被激活后移动速度很快，影响记忆和学习方式。

丁氨酸，γ- 氨基丁酸的简称，控制大脑的抑制作用。大脑丁氨酸不足会导致躁狂；能增加丁氨酸的药物经常被用于治疗躁狂症。（但是躁狂的减轻也有可能来自药物的镇静效果。）

乙酰胆碱，是最早（20 世纪 20 年代）被发现的神经递质。它影响记忆和学习，还与阿尔茨海默病有关。

化学理论常识

青蛙有没有神经递质？有。它们有没有兴奋性的和抑制性的神经递质？有。他们的神经递质会不会被破坏或被改变？会。研究还发现，青蛙所处的环境——一片干涸的沼泽，一个满是昆虫的湖泊——导致那些神经递质发生了变化。[12] 但是，影响仅限于此。青蛙不会知道自己将会死于高中生物课堂，它甚至不知道有生物课这回事。

但是，我们人类拥有丰富的神经递质，能激活或抑制过去和现在的想法，能得出结论，能预测未来，能让梦想永存。我们日渐了解神经递质每天是如何互相"对话"的，越来越清楚它们之间的交流如何影响我们，又如何使我们当中的一些人患上心理疾病。以下是一个实例：

DARPP-32 与多巴胺

2000 年，诺贝尔生理学或医学奖获得者埃里克·坎德尔博士和阿尔维德·卡尔森博士发现了影响多巴胺分泌的一种分子，将其称为 DARPP-32。多巴胺是影响感觉愉悦的一种关键化学物质。[13] 2003 年，（美国）国家心理卫生研究所对这一发现的研究取得了新的进展。他们发现，影响我们行为的不是突触上的神经递质，而是神经元自身的化学结构以及它被 DARPP-32 影响的方式影响了我们处理信息的方式。换句话说，基因没有好坏之分，也没有"疯狂的"或"正常的"基因，只有（信息）处理层次的不同。而研究发现，一直被视为谷氨酸和丁氨酸重要近亲的多巴胺，可能对情绪的影响更大。[14] 例如，通过平衡血清素水平，抗抑郁药也令我们对 DARPP-32 反应积极，继而对多巴胺反应更积极。大脑中多巴胺越多，我们的心情就越好。

梭形细胞

尽管与雪茄有关的笑话未免粗俗，但形似微型雪茄的梭形细胞却是人类道德意识的前哨。虽然我们出生的时候还没有梭形细胞，但是到两三岁的时候，它们已经出现于额叶皮质，并在遇到冒险性或挑衅性情况的时候被激活（就在负疚感和尴尬的感觉产生的时候）。梭形细胞数量随着道德判断力的增长而增加。你理解复杂情感的能力越强，你拥有的梭形细胞就越多。[15] 梭形细胞影响体验成人情感的能力和解决问题的能力。

下丘脑腹内侧视前区（VMpo）与脑岛

这名称看起来像是一部希腊悲剧，但这个部位实际上是让你能够体验戏剧情感冲击的脑物质。下丘脑腹内侧视前区位于丘脑正后方。人类大脑的下丘脑腹内侧视前区体积庞大，负责收集来自大脑不同部位的信息——既有维持体温恒定这样的简单信息，也有包括我们的身体正在体验的情绪在内的各种复杂信息。自我意识就是在这里产生的。

自我意识这种复杂的情绪，上传到大脑皮质，准确地说是到左脑岛。在这里，它收集更多的信息，即大脑左半球特有的逻辑和记忆，然后传到右脑岛，这时全新的深层情绪开始起作用。正是在右脑半球的脑岛这里，身体状态（颤抖、口干、呼吸困难）转化为社交情感（一见钟情就属于这种情况）。如果你感到幸福，你很可能是在脑岛里感受到的。[16] 在双相情感障碍 II 型的轻度躁狂状态下，你的幸福感会更强烈。

现在你明白了：原来是大脑在作怪。如果你患了双相情感障碍 II 型，大多数穿行你大脑的信息和反应是完全正确的——但是神经递质机能失调足以影响你思考和感觉的方式，还有你记忆和感知场景的方式。

总之，这就是大脑的生理机能。我希望这些解释能帮助你从解剖学的角度了解双相情感障碍 II 型产生的根源。

科学家们也许会说造成我们性格迥异的根源是脑部信息传导的方式：神经递质间的互相碰撞与交流，释放与没释放的大脑化学物质的数量都能造成我们之间的差异。当我们或沮丧或焦虑，无法入眠，身体发福的时候。还有，黄色让我们心情舒畅，蓝色让我们恍然若梦，花生让我们过敏打喷嚏，这些时候也是大脑化学物质在碰撞交流——是这些名称不带任何感情色彩的化学物质，在很大程度上支配着我们体验情绪的方式和时间。

双相情感障碍是病毒引起的吗？

每次品尝异国食物，我们总觉得味道千篇一律。同样地，每当我们试图找出一种疾病的原因时，就会有不止一种理论宣称是某种病毒引起的。如此看来，双相情感障碍的背后黑手很可能真的是一种病毒。有研究发现，一种被称为博尔纳病毒（BVD）的神经营养病毒（一种影响中枢神经系统的病毒）对动物的行为有影响，对人类也可能会有影响。罗伯特·孔齐希在《发现》杂志发表了一篇文章，描述了一匹携带博尔纳病毒的马如何变得昏昏欲睡，耷拉着头，然后突然开始绕圈行走，圈子越来越小，直到突然停下来站着不动，并拒绝吃东西。那匹马的行为越来越古怪，马头一直往马厩墙上撞，同时咬牙切齿。不幸的是，对马来说，博尔纳病毒感染通常意味着它们最终会死于颅骨骨折或营养不良。[17]

德国科学家已经确定，博尔纳病毒在人体中存在，虽不会致人死亡，但足以影响人类思维。我们很可能生来就携带这种病毒，它附着在我们的一条脱氧核糖核酸链条上；可能会休眠数年或一生，但如果它被激活，我们的身体可能不会拒绝它。这种病毒反而可能会影响我们大脑中的化学物质，引发某些情感障碍，如抑郁症和双相情感障碍。[18]

关于博尔纳病毒与双相情感障碍的关系，目前还没有充分的研究，但有研究发现，欧洲常用的一种抗病毒药物——硫酸金刚烷胺，对患有抑郁症并感染博尔纳病毒的人有效。[19]

我们的生理机能切切实实地影响着情绪，而同样能够影响我们体验和理解情绪的还有另一个因素：环境。化学物质并非存在于真空中，情境能激活神经递质，触发沉寂数年甚至数十年的基因。成长环境、家族基因结构和家族病史是下一章节的内容，该章节将解释双相情感障碍 II 型如何缠上我们，如何令我们难以摆脱。

_ 第 6 章 _

性格和家族病史

想想学习的能力！想想几个月大婴儿的精神、性情和意志！

—— 梅·萨藤

我的叔祖父迈耶似乎爱马成痴，其实不然。他最后一次看到活马，马背上坐着一个俄国哥萨克人，几个月之后他和家人逃到了美国，在布鲁克林安顿下来。

迈耶性格特别开朗。直至今日，我还能听到别人说起他的故事，说他如何让人开怀大笑，令人着迷，说世上就没有像他那么慷慨善良的人，你也会情不自禁地喜欢上他。

有一天下午，有人跟我说（我想象着应该是那种下着雨、冷飕飕、阴沉沉的天气，窄小的街道上四处是脏兮兮的水坑），迈耶在放学回家的路上看到了那匹马。那时候，警察骑着马巡逻。需要休息的时候，他们会把马拴在柱子上，到附近的餐馆里休息。

一般情况下，迈耶会对这一切视而不见，就像平时看到老太太们总是把椅子搬到外面坐着，或是看到鸽子围着那个卖热板栗的南斯拉夫人的车子那样熟视无睹。但是，莫名其妙地，也许是因为自己又湿又冷，迈耶注意到了那匹马。它在瑟瑟发抖，雨水从湿透的马鞍顺着臀部往下滴落，它口鼻四周有血迹，看上去像是费了很长时间试图挣脱缰绳。迈耶看着它的时候，雨水也从他的帽子流淌下来，流到他的眼睛里。那匹马抬了抬头，甩了甩打湿它鬃毛的雨水。他听到它发出一小声嘶鸣，听起来不像是马发出的声音，更像是一声呻吟。

也许就是这一声呻吟吸引住了迈耶，但是让他更想做点什么的是那双眼睛。看着那双棕色的大眼睛，看见上面布满血斑，雨水顺着它的眼皮滴落，迈耶几乎屏住了呼吸。他试探着把手放到它的鼻梁上。马鼻梁摸起来跟山羊皮一样柔软，鼻孔却是冰冷冰冷的。警察去哪儿了？迈耶四处看了看，没见到任何人。

那他该怎么办呢？正如他在街上看到流浪的小狗那样，他决定把那匹马带回家。他解开绑在路灯柱子上的缰绳，脱下外套，盖在宽阔的马背上，外套大小正好能盖住马鞍。他拉着缰绳，开始往前走。他弹着舌头，发出"嘚—嘚—"声。他听到收音机里别人就这么做的。马抬起头，又甩了甩马鬃，跟着迈耶走起来。雨下得很急，迈耶几乎都听不到马蹄声。

即使天气寒冷，迈耶还是走得满头大汗。他把帽子摘了，塞进外套的口袋里。回到廉租公寓大楼时，他把门打开，又开一只脚顶着门，然后将马小心翼翼地牵进小门厅。"来吧，再进来一点。"马一下子就占满了小门厅的空间。"好样的。"

马喷了喷鼻息，扬起头，扯起缰绳。迈耶差点被拽离地面。

他牵着马走向狭窄的楼梯。他能听到一楼的斯泰因太太家碗盘磕碰的叮当声，奥尔登先生咳痰的声音。一盏电灯照着他上楼的楼梯。

迈耶站到马右侧，略微靠前。他们缓慢地往廉租公寓楼上走，一路上他努力想要保护它，防止它掉下去。他家住五楼。每层楼都有一个过渡小平台，能让他和马休息一会儿。他试着用已经湿透的大衣擦干马脸。到第三层的时候，迈耶喘着气，看着马跟它说："快到家了。"旁边公寓里范伯格家的孩子在大喊大叫，那个刚出生的宝宝在大哭。

迈耶快到第五层楼的时候，他能闻到鸡油炒洋葱的酸甜味道。他妈妈在做饭。太好了。可怜的马儿有吃的了。

他打开门，让马儿停下来等着，然后举起手。"妈妈，"他喊道，"妈妈，快过来。"他妈妈走出厨房，被炉火烘过的脸红通通的，脚踝还肿着。她拂开粘在额头的一绺棕灰色头发。"怎么了？迈耶，怎么了？"

她看到迈耶站在起居室里，前门半开着，差点叫出声。"天哪，你疯了吗？你的外套呢？瞧瞧你的鞋子，脏死了。看看地板成什么样了。"

迈耶举起手。"你不懂，妈妈，我们得帮帮它。"

他妈妈眉头皱了起来，两眼之间的皱纹更深了。她刚要说点什么，迈耶猛地推开门，公寓门口赫然站着一匹马，它的半截身子已经进门，半截身子还在门外。

"啊——！"她尖叫起来，把马儿吓了一跳。它晃了晃脑袋，想要挣脱缰绳，马蹄来回踏着，还喷了喷鼻息。

"啊！"

顺着泥泞的马蹄印追来的警察，刚到门外，就听到了尖叫声。他冲上楼，手里拿着警棍，一副随时准备战斗的样子。看到自己的马，他咆哮："这是干什么？怎么回事？你对我的黛西做了什么？"

各家各户的门，楼上的、楼下的，砰砰地打开了。大家伙仰头的仰头，探头的探头；年轻的梅洛薇茨太太靠在楼上的栏杆上，身子探出太多，差点儿掉下来。马还在踏着蹄子嘶鸣着。

最终，警察把他的黛西牵下楼梯，出了廉租公寓楼。他批评了迈耶一顿，但是没把他抓起来。"我只是想帮帮'他'，'他'看上去很冷。"

"这是匹母马。'她'没事的。"

这是我们家最喜欢讲的迈耶叔祖父的故事，慷慨善良、疯疯癫癫的家伙！但是我不觉得迈耶叔祖父有什么疯癫。我完全能理解他为什么那么做。看一眼马儿的眼睛，我也会被深深地吸引住。我会不惜一切代价让它看起来不那么悲伤。

当医生探寻双相情感障碍的病因时，他们都会看病人的家族病史。但是，也许他们应该看看病人的眼睛。

半疯狂的根源

也许是在离开俄国的船上，也许是在上学的路上，在垃圾堆里钻进钻出的时候，也许跟那天的那匹马有关，不论是哪种情况触发了我家的双相情感障碍基因，我认为迈耶叔祖父就是它们闯入我们脱氧核糖核酸领地的突破口，它们霸占了大脑灰质，然后就死守不放。

家族病史。家族病史对心血管疾病、患癌概率、眼睛的颜色有一定的影响。如果你家里有人患双相情感障碍，你患此病的可能性会比较大，这种说法也是有道理的。家族遗传病史增加了你患此病的风险，其中一个原因就是你可能遗传了会导致此病的基因。

在基因池中游泳

从医学标签图形到科幻电影画面，我们到处都能见到 DNA链，即脱氧核糖核酸，那些据说遗传自家族的、携带我们个性蓝图的螺旋形"梯子"。这是一个让人很难接受的概念：难道就是这些脱氧核糖核酸链造就了我们？每一根链条上的图案都决定了一切？决定了我们眼睛的颜色？决定了谁更容易患上双相情感障碍？是，没错。脱氧核糖核酸是小得不能再小的蛋白质形式——氨基酸。这些氨基酸序列——总共只有 20 个——对我们的细胞发号施令，告诉我们该如何成长，如何思维和感知，该长成什么样。这些氨基酸也可能发出指令制造癌细胞或造成大脑化学物质失衡，不过，还得有外部的刺激去"触发"并落实这些指令。比如说，你的家族可能有肺病史，但是，在你点燃第一支烟前，那些指令是不会被执行的。

双相情感障碍 II 型并不是 I 型的"轻症"版本。I 型和 II 型的不同不仅体现在症状上，研究还揭示，症状轻重的不同，也体现在大脑部位的不同上，体现在染色体组或者说基因组序列染色体结构的不同上。如果你在遗传了蓝色眼睛或平足基因的同时，正好也遗传了 18q 染色体，你会更容易患上双相情感障碍。

但是最有意思的一点是：双相情感障碍 I 型和 II 型共有的区别性特征是 18q 染色体，然而只有双相情感障碍 II 型的 18q 染色体在其染色体链条上的特定区域或标记处具有高浓度的等位基因（两个或多个基因在染色体上占据相同空间的"簇"）。[1]

得益于分子诊断技术的发展，科学家们对基因组结构有了更深入的研究。最近，13 号染色体上一个被命名为 DGKH 的基因被分离出来，这是一个"双相情感障碍基因"；患有此病的人携带这个 DGKH 基因的比例比一般人高很多。[2] 现在，不仅科学家们能够准确指出心理疾病在极其微小的脱氧核糖核酸链上的定位，我们的细胞也创造出"第二信使"，即从受孕开始帮助调节细胞代谢的分子。这些第二信使负责激活染色体链上的特定基因。第二信使功能失调，或者缺乏正确的"激活因素"的时候，相关的基因不会被激活，而某些基因如果没能被激活，会导致精神疾病。精神药物产生效果的一个方式就是激活正确的基因，避免第二信使激活错误的基因。[3]

其他生理学证据还包括：研究发现双相情感障碍 I 型和 II 型的红细胞血浆分布不一样（不管患者的血型是 A 型、B 型还是 O 型），大脑中神经化合物多巴胺羟化酶的含量也不一样。[4]

家族病史的影响

家族病史或许能决定一切，包括患心脏病的风险、长胖的倾向性等。我们从家族遗传而来的脱氧核糖核酸链致使我们更易患某些疾病，包括双相情感障碍。事实上，抑郁症和双相情感障碍互助联盟（DBSA）的统计数据显示：

□ 父母中有一人患有双相情感障碍的，孩子患该病的比例是 30%。

□ 父母均患有双相情感障碍的，孩子患该病的比例上升至 50%~75%。

□ 超过三分之二的双相情感障碍患者至少有一位近亲患有双相情感障碍或重度抑郁症。

虽说家族病史，比如心脏病史，会让你有患病的风险，但是这并非板上钉钉，不可更改。如果你保持健康的生活方式，心脏病未必会找上你。同理，如果你的家族有双相情感障碍病史，持续的压力有可能诱发这一病症。

想到家族病史的影响，把双相情感障碍表现得最明显的莫过于罗伯塔的父亲。他坚持为女儿办一个特别奢华的婚礼，不动声色地把"炫耀"这个词演绎到极致。

30 年前，罗伯塔的婚礼邀请了 350 位客人，8 位身穿粉红礼服的伴娘，10 位头戴高顶礼帽、身着燕尾服的伴郎。过道旁的每个长椅上都摆放着粉色的玫瑰花和粉色的蜡烛；新娘身穿定制的白色蕾丝串珠婚纱，手里拿着粉红色玫瑰和淡蓝色牵牛花做成的巨大花束；甚至请柬都是个性化精心手工印制的。食物也是无可挑剔的：香槟酒草莓、智利海鲈鱼、8 层婚礼大蛋糕。这一切都是为了 21 岁的罗伯塔。

整个婚礼的奢华程度，在当时可媲美电影明星的婚礼，如果写在《人物》杂志里，读起来会令人艳羡。但是罗伯塔只是伊利诺伊州一个中产家庭的孩子，她父母根本负担不起这样一场婚礼。最终婚礼令她的父亲欠了 2 万美元的债（30 年前这可是"一大笔"钱），但是你永远都不会知道这点。他超凡的个人魅力掩盖了那些问题，包括他可能患有的双相情感障碍。他只是想让女儿幸福。

极为讽刺的是，罗伯塔其实对自己的婚礼充满了恐惧。她跟我说，她当时还不想结婚，但是"当我父母介入之后，那些计划就完全变了样"。她甚至都不爱跟她结婚的那个家伙，她想要一个人在外面待着，她想要自己挣钱。可她却在这里，由父亲陪着一步一步走过红地毯，走到教堂前面，走近那个头戴高顶礼帽、身穿燕尾服的新郎——天啊！他还戴着白色手套！因为过于紧张，她变得有些麻木了——"我只是完成了仪式"。三年后，她离婚了。虽然不曾有人诊断出罗伯塔的父亲患有双相情感障碍，数年后，她自己也被诊断出患有双相情感障碍 II 型。这里有没有家族病史的影响？尽管没有明确的证据，所有的迹象还是表明——有。

我问过我的亲戚，在他们的记忆中，我父母是否有双相情感障碍的迹象，他们说没有。他们也没看到我有这个病的任何迹象。相反，他们在我身上看到的是生活的乐趣，通过努力获得的成功，如果非要说缺点，那就是我花钱有点大手大脚。要说疾病？真没看出来。

很多疾病往往与家族病史密不可分，所以首次就医时，医生都会递给你一张写字夹板，让你回答长达数页的、与你自己的疾病史和家族病史有关的问题。双相情感障碍 II 型很难分辨。在大多数情况下，双相情感障碍患者会说起某位得抑郁症的近亲，但是可能不会想起他（她）有过躁狂 - 抑郁行为或任何非同寻常的事情。如果一位亲戚有频繁发作的轻度躁狂，恰好此时他（她）精力更充沛、效率更高、注意力更集中，这种情况下他（她）的病通常几乎不可能被发现。毕竟，如果一个人看上去生活幸福、交友广泛、事业成功，他肯定不可能被认为患有精神疾病！当疾病发展到焦虑、多疑和易怒阶段的时候，双相情感障碍 II 型开始变得跟抑郁症很相似——这正是表面看到的样子。

遗传对疾病可能有影响这个观点是现代精神病学之父埃米尔·克雷珀林博士在 20 世纪 20 年代首次提出来的。从那时候起到现在，不论是关于人类（及其宠物）可能会患的几乎每一类疾病和出现的状况，还是关于母子、父女，以及所有你能想到的关系之间的影响，我们都积累了大量的数据和研究成果。对生活在一起的双胞胎和一出生就分开的双胞胎，我们也做了很多研究。但是所有这些研究成果中都有的关键词是**可能**。我父亲 52 岁死于心脏病，但是我 59 岁了（谢天谢地），仍然很健康。我一个朋友家族里没有人有乳腺癌病史，但是她最近被确诊了（幸亏发现及时治好了）。这些都是**可能**会发生。因为最终你是不是遗传了某种疾病并非上天注定，无可更改。你的命运不仅仅由基因决定，也由你成长的方式决定。（即便如此，命运也有可能失去准头，让你躲过一劫。）说到情感障碍症，家族病史的作用就更加模糊了；化学物质失衡可能在你出生时就已经存在了，也可能是后来逐渐形成的。

有关双相情感障碍的一些数据 [5]

- 双相情感障碍是世界上导致人们残障的第六大原因。
- 被诊断为抑郁症的儿童和青少年中，大约有 340 万人实际上患的是双相情感障碍。
- 女性双相情感障碍患者很容易被误诊为抑郁症，而男性患者容易被误诊为精神分裂症。
- 女性双相情感障碍患者发生快速循环——很快从抑郁转为躁狂或反过来——的概率是男性患者的 3 倍。

不管怎么说，"可能"是一个不容忽视的关键词。家族病史能给我们提供疾病的线索，而这最终可能会让患者得到有效治疗。研究双相情感障碍及其家族病史关系最有名的参考来源之一是宾夕法尼亚州的阿米什人。阿米什人的生活环境几百年来几乎没什么变化，人口总数不多（截至 2008 年，大约 12 000 人），生活自给自足，与外部隔绝，结婚和生育年龄都比较早，因此成为基因研究的理想对象。对 1976 年的贾尼丝·埃格兰博士来说，阿米什人为她和她的同事们研究双相情感障碍的遗传迹象提供了"活着的实验室"参考。她们最新的关于阿米什人的研究发现，父母患有双相情感障碍的，子女患该病的比例是 38%，而在父母健康但是子女之一患有该病的对照组中，比例是 17%。[6] 另一项研究发现全美的 250 个家庭中有 1 000 多人存在双相情感障碍方面的联系。[7]

预测

这里的预测并非"急切地等待"。精神疾病状态下的预测理论指的是某个特定基因损坏并在此后每一代都越来越突出的环境。[8] 换一种说法，如果你祖父有小题大做的倾向，你父亲的行为可能就不只是小题大做了，而是偶尔会自残。而你可能会表现出双相情感障碍 II 型的症状。

难以捉摸的蝴蝶：气质与人格

看一群小孩踢足球。所有的孩子都知道系好鞋带戴好护膝。每个人都在球场上站好自己的位置，准备踢球。每个人都牢记规则，都想要自己的团队胜出。裁判吹响哨子，比赛开始。

现在好好观察一下这些孩子——注意他们的细微差别。有的孩子会因为大喊大叫而满脸通红，准备迎头而上。有的孩子会观察周边，检查脚边有没有虫子或石头。还有一些孩子会面带微笑，全神贯注地享受比赛过程。

没错，他们的性格大部分与他们遗传的基因有关，也跟他们成长的家庭有关。但是还有别的因素，是每个婴儿与生俱来的，与先天遗传和后天教养无关的因素，这个因素叫气质（temperament）。

根据定义，气质是指一个人在特定条件下的行为方式。斯特拉·切斯博士和亚历山大·托马斯博士[9]进一步完善了气质的定义并将其运用到儿童发展研究中。他们的研究证明，每个孩子都会形成特有的气质，出生后几个星期内就能看出来，这跟环境和心理发展没有任何关系。在儿童发展研究历史上的有些阶段，母亲往往背负了很多不公正的指责，事实上，令很多接受治疗的病人惊讶的是，儿童患精神疾病跟他们的母亲没有多大关系。[10]斯特拉·切斯博士和亚历山大·托马斯博士在研究中归纳出来的三个主要类别是困难型、易教养型和缓慢发动型。但是，后来的研究发现了第四类：焦虑 - 敏感型，或者可以称为高度敏感型气质。这种气质更常见于双相情感障碍 II 型患者身上。[11]

贾尼丝告诉过我她和她丈夫罗杰是什么时候开始夫妻治疗的。当时他们在一起很快乐，有结婚的打算，但是他们都结过婚，都有一些问题。比如说，贾尼丝总是会谈论工作上的问题，说这个人怎么谈论她，那个人怎么怠慢她。她极度敏感，而极度敏感的人通常又极度警觉，她也不例外。

罗杰跟她正相反，他很容易抑郁。贾尼丝的治疗师跟她说起一家地方大学医院正在进行夫妻治疗研究，参与者可以接受免费治疗，条件是研究人员要跟踪拍摄记录他们的治疗过程。贾尼丝将这个研究告诉了罗杰，他们决定试一试。他们没钱自己去做夫妻治疗，而且这也是检验他们是否适合对方的一个机会。

前几个疗程效果很显著。那位精神科医生舒缓柔和、不带偏见的指导让人感觉周围环境很安全，使贾尼丝能够将她担心被解雇或失去朋友的焦虑说出来，也使罗杰能够讨论他抑郁时那些沉重的、昏昏欲睡的症状。他们的情况在好转。

有一天晚上，贾尼丝早到了几分钟。她在大厅里等着，不想在没有罗杰陪同的情况下一个人走进治疗室。她不断地看手表。5分钟、10分钟——治疗开始的时间终于到了——又过去了。她感觉嘴里发干，心脏怦怦地跳。她非常恐惧。罗杰不在！他没来。他离开她了，她就知道会这样。医生走出诊室想看看他们为什么没来，结果就看到了贾尼丝惊慌失措的样子。直到罗杰出现她才恢复平静——而罗杰只不过才迟到了5分钟。

贾尼丝对这种情况的反应不是"正常"的。大多数人会认为罗杰很快就会到，不会想那么多。她的情况被当作焦虑症治了好几年，但是没什么效果，这件事发生3年后，她被诊断为双相情感障碍 II 型。贾尼丝告诉我，她父母总是说她过度敏感、焦虑。她母亲总是说，"贾尼丝生来就是这样的"。

双相情感障碍 II 型是从家族遗传来的吗？是你的气质，你与生俱来的性格引起的吗？抑或是你成长过程中基因结构被触发的方式引起的？答案是：很可能与这三种情况都有关系——同时起作用的还有大脑信息传导的方式。科学家们还没有找到所有的答案，但是，即使我们无法准确指出病因，至少我们现在能够做出正确的诊断。

在现实中，虽然探索双相情感障碍 II 型的根源很有意思，但是更重要的还是正确诊断出这个病——尤其是在被误诊了这么多年之后。在下一章中，我会介绍精神科医生用来诊断双相情感障碍 II 型的一些工具。为了写这本书，我还采访了一些医生，我也会在下一章分享他们的看法。

_ 第 7 章 _

诊　断

我们会找到心灵的平静。我们会听到天使的声音，我们会
看到天空星光闪烁，如同缀满钻石。

——安东·契诃夫

　　这句话每次都让我感动。对我来说，内心的平静就是我渴望
的。这种平静来自内心深处的一种踏实感，即无论你生活中如何
压力重重、痛苦不堪或惶惶不安，你都相信自己站在坚实的基础
上。哪怕这个基础如岩石般凹凸不平，但在你大脑深处，你知道
自己是安全的。这种踏实感就像呼吸一样深入内心，自然而然。

　　但这句话唤起的不仅仅是对内心平静的渴望。当我读到"天空
星光闪烁，如同缀满钻石"时，我也会被激情所震撼，被无上的荣
耀所打动，至少在我看来，这句话似乎可以用来准确地描述轻度躁
狂。它仿佛在跟我说，你可以拥有内心的平静——同时仍然可以闪
闪发光，充满希望，很像我在寻求平静时尝试过的一种创造性的想

象：坐在椅子上，双脚牢牢地放在地上，你将感受到来自地球的能量从你的双脚上升到头顶；你被"禁足了"。同时，来自上面的能量闪耀着光芒，从你的头顶灌注到你的脚底，进入地面。

换一种说法就是：平和、平静、自信，充满活力。

格蕾西和逃跑的男人

有一句古老的谚语说："万事皆有因。"这句话也适用于人际关系。如果有人和你分手了，你可能会很痛苦，但你周围的人都说："这样最好。"她不适合你。他是个拜金男。她从未尽力。最后你也觉得确实如此。

格蕾西的故事本来也应该这样结束的，但事实并非如此。似乎所有的一切都发生得莫名其妙，没头没脑。格蕾西形容她的家庭生活充满了爱和温馨，很"正常"。她有一个快乐的童年，她的人生一路顺风顺水，水到渠成——上完高中上大学，然后工作。

但是她在大学毕业后从事第一份工作时遇到了克雷格，当时她是芝加哥一位广告公司高管的助理。克雷格是一位才华横溢的艺术总监，为人非常自信，当他转头时，看起来很像乔治·克鲁尼。一次调情很快就发展成了一段恋情，大约一年后，格蕾西搬进了克雷格家。

格蕾西如梦似幻的美好生活又持续了一年。克雷格的公寓在河边：从他家露台往远处看，可以看到阳光照在水面上，金光闪闪；往楼下看，可以看到行人或走路或骑自行车，来来往往。

可好景不长：在格蕾西这里，大约一个月后情况就发生了变化。克雷格在休斯敦找到了一份工作，为他公司内部的一位客户工作。这份工作薪水高达六位数，很难拒绝。克雷格让格蕾西跟他一起去。格蕾西很高兴，但是她的喜悦伴随着隐忧。克雷格从未说过要跟她结婚，而且每次格蕾西提起这个话题时，他总是闪烁其词，避而不谈。

好吧，看来他害怕承诺。格蕾西决定孤注一掷。这将是一次冒险！

事情就从这个时候开始变得一发不可收拾。到了休斯敦后，格蕾西没有朋友，因运气不好也没有找到工作，非常孤独。她整天待在位于休斯敦橡树河地区的新公寓里，但跟在芝加哥不一样的是，这里没有河流。没多久，她就变得非常焦虑，不敢出门。她开始宅在家里，找远程办公的工作。克雷格回家的时间也变得越来越晚。

这样的日子似乎永远看不到尽头，但是只过了两个月，克雷格就搬出去了。一天早上醒来，他跟她说他要走了，就这样。这下子，格蕾西不得不要搬家了。但是搬到哪里去呢？很久以前她就退了芝加哥的公寓。她不想回家，那样太尴尬了，她的家人肯定会对她说"我早就说过了"。而且这个时候她还多了一个问题：广场恐惧症。

格蕾西垮了。不是完全意义上的，不是"我要跳楼"或"我要买票去科莫湖找真正的乔治·克鲁尼"的那种躁狂，而是害怕、焦虑、不知所措的那种。

格蕾西的反应很简单，她拒绝离开公寓。房地产经纪人第一次带一对夫妇来看公寓时，发现格蕾西躲在壁橱里，房东不得不向警察求助。格蕾西失业、孑然一身、无法正常工作，只能回家。

她父母送她去看病。第一位精神科医生给她开了抗抑郁药，治疗临床抑郁症。这些药没有效果。第二位医生认为她患的是边缘型人格障碍症，给她开了一种抗精神病药，毫无效果。后来，她又找了三位精神科医生，仍然没有得到正确诊断。机缘巧合之下，有一次她在当地的青年俱乐部努力锻炼、应对疾病的时候，听说了那里正在举行一场双相情感障碍支持会议。

格蕾西或许会将它称为"从星光闪耀的天空飞来的天使"，只参加了一次会议，她就开始找专业医生看病，医生为她做出了正确诊断——双相情感障碍 II 型。如今，她正在进行治疗，效果显著。

拒不接受现实的拉娜

如果说这世上有什么事情是拉娜能确定的，那就是她很确定自己不是疯子。她家里没有疯子，她也不会成为第一个疯子。好吧，所以她只是有点儿抑郁——她将其归咎于第一个孩子出生后的产后抑郁症。间歇性地，总有那么一段时间她起床很困难。每次家里有人问起，她就说得了流感，或者说前一天晚上没睡好，或者说只是身体有些不舒服。

但是她的抑郁症发作开始变得更加频繁，持续时间更长。她的丈夫送孩子们去上学，去杂货店购物，去药店，上下班路上花45分钟，这样忙了一个星期后他受不了了。他神经绷得太紧，已经影响了工作。他需要妻子回归正常。

拉娜虽然没说，但是她自己也吓坏了。她不得不在中午之前从床上爬起来。她刷牙和穿衣服得花两个小时；去课后足球班接孩子她总是迟到；因为经常旷工，她丢了图书馆的兼职工作。

于是，拉娜预约了基础保健医生，医生认为她就是得了抑郁症。毕竟，她有所有抑郁症的症状。而且，她吃了医生给她开的抗抑郁药两周后，似乎确实好转了。跟之前任何时候相比，拉娜都显得精力更充沛，做事更积极。她不仅照顾孩子，还找了一份全职工作贴补家用。无论是做晚餐还是去扔垃圾，她都精力充沛；她比以往任何时候都更喜爱社交，去见了几个月没见过的朋友。有人问起时，她说她只是患有长期流感，现在感觉终于好多了。

但两周后，形势逆转直下。她没有开始大肆购物，乱买东西，但她开始对丈夫和孩子没有好气。她大喊大叫的次数增多；她刚就职一个半星期，就跟老板说她有更好的方法来完成某项特定的任务。拉娜把抗抑郁药停了，不吃了。

停止服药仅5天，她就卧床不起了。她开始感到抑郁——与此同时还有了一种新的感觉：焦虑。她怎么了？这是怎么回事？这一次，不用丈夫提醒她去看病，拉娜第一时间预约了医生。医生敦促她去看精神科医生或咨询师，暗示拉娜可能患有某种双相情感障碍。医生给拉娜填写了转诊意见单，还告诉她，这些医生声誉很好。

但拉娜对此还是非常抵触。她家里从来没有人去看过治疗师。她惊恐万分，同时又疑虑重重。毕竟，她服用的抗抑郁药除了让她烦躁和亢奋之外，没有什么作用。

在我撰写这部分时，她已经买了 5 本关于双相情感障碍的自助书籍，但还是没去找治疗师看病。

马克和运气改变的那一天

按照任何人的标准，马克都不失为一个成功人士。56 岁时，他正处在事业的巅峰。他是一家科技公司的高级副总裁；他备受雇员和朋友的喜爱；他到过许多地方旅游；他酷爱读书，高尔夫球也打得很好。

马克很有魅力，认识他的人对他非常忠诚。有时候，如果他在开会时大发雷霆，或者在大家都能听到的地方对着同事大吼大叫，或者抱怨高尔夫同伴的挥杆动作，大家都说，算了吧，他性格就那样。大家会耸耸肩，置之不理，忍忍就过去了。极具讽刺意味的是，马克一点儿都没觉得自己的行为有什么不对劲或者不妥当。他脾气暴躁，容易发怒——正是这样的性格让他当上了领导。

大约在他开始接受精神科医生治疗的前一年，他的公司被竞争对手收购了。规则一下子变了。新的领导层不喜欢马克特立独行的风格；他们不认同他别具一格的个性。新公司成立后不久，马克就收到了第一个警告通知。很快，警告变成了三个，他快要被解雇了。

面对这些批评，马克困惑不已。他不明白为什么管理层要这样对他。毕竟，他有技术有才华，这些对公司来说都是资产；他应该得到认可和奖励，而不是批评和威胁。

看到他在咖啡机旁对着一位同事吼叫，新任高管们目瞪口呆。当他在一次会议中打断他们，阐述自己的想法时，他们认为他不仅粗鲁无礼，而且太过咄咄逼人。当他把客户带到一家四星级餐厅时，他们认为他自命不凡，过于铺张浪费。

马克的困境迫使他去接受治疗，但是即使在讲述当天或那一周的事情时，他也没有看出来他哪里做错了。这些人怎么了？

不但如此，他还跟治疗师说，他要给新老板写信说说他的想法。治疗师苦口婆心地劝他不要这样做。他说，马克的新老板会认为这是不服从管理，是人身攻击。

马克想了想，也觉得新老板可能会这么想，但是他还是觉得把事情说出来会更好。马克真的觉得自己像一个受害者，能力被低估了，威信被削弱了。

好在经过几次治疗后，马克采纳了治疗师的意见，没有把信寄出去。虽然他还是很难看出来问题所在，但是他已经意识到自己的行为来自错误的权利观和过度的自信——这是双相情感障碍 II 型的两个特征。他不再写内容不适宜的信，而是开始与治疗师合作，制定可以用来适应新公司文化的日常策略。

双相情感障碍 II 型的症状非常微妙，而且不稳定，所以很难诊断。在大多数情况下，正如你所知，它是在治疗其他所有疾病（从临床抑郁症到多动症）的治疗方案均无效时，最后被诊断出来的疾病。

但是，对双相情感障碍 II 型采取积极主动的态度——在网上收集有关自己的症状的信息，与医生联系，与其他人交谈——有助于尽快得到正确诊断。而且，还有更多好消息——研究人员对双相情感障碍 II 型越来越感兴趣，将之视为一种独立的疾病。

获得正确诊断

如果诊断双相情感障碍跟诊断大腿骨折或诊断胆固醇高低一样容易，那该多好啊！可惜，大多数情绪障碍症都很难诊断，正确的诊断和优秀的精神科医生一样稀缺难求。

在很长一段时间里，疾病分类表里并没有双相情感障碍 II 型，只有临床抑郁症和双相情感障碍。以前糖尿病只是一种疾病，现在早已被分为两种不同的亚型（多发于青少年的 I 型和多发于成人的 II 型），双相情感障碍现在也被视为一种广谱疾病，具有一系列不同的症状和特征。[1]

令人遗憾的是，对患有双相情感障碍 II 型的人来说，即使有了这种新的双相情感障碍分类，这种病还是经常被误诊。有研究报告称，在最初被诊断患有重度抑郁症的患者中，40% 的患者实际上患的是双相情感障碍 II 型；该病只有在抗抑郁药没有效果，再加上一系列严格缜密的访谈后才能被正确诊断出来。[2] 美国国家精神卫生研究所抑郁症临床合作研究项目组对 559 位被诊断为严重抑郁症的患者进行了 11 年的跟踪研究，结果显示，即使在采集了完整的病史并在评估之前进行了多次治疗后，重度抑郁症的诊断也经常是错误的：3.9% 的患者患有双相情感障碍 I 型，8.6% 的患者患有双相情感障碍 II 型。[3]

误诊并不一定是医生的问题。大多数双相情感障碍 II 型患者只有在抑郁时才会求医——这样一来医生看到的就只是抑郁，仅此而已。此外，匹兹堡大学西部精神病学研究所的精神病学家、医学博士霍莉·A.斯沃茨指出，在她诊治的双相情感障碍 II 型病例中，许多患者并不记得自己有过轻度躁狂或躁狂发作。2007 年我采访她的时候，她告诉我："这点跟双相情感障碍 I 型患者不一样。大多数双相情感障碍 I 型患者即使处于抑郁周期中也能够记得自己有过躁狂发作。……失忆是双相的，我诊治的许多双相情感障碍 II 型患者处于轻度躁狂状态时也不记得自己什么时候抑郁。他们将自己描述为'乐观'的人，只不过有一段时间情绪低落得有点儿不寻常。"[4]

除此之外，轻度躁狂本身的定义也使情况变得更为复杂。研究人员一直在努力寻找该病的共同点，即双相情感障碍 II 型患者最突出的特征。有人说冲动是主要特征。[5] 研究还表明，过度活跃可能是双相情感障碍 II 型的核心特征——无论是否伴随情绪变化。[6]

极度焦虑

至少 65% 的双相情感障碍患者患有焦虑症。[7] 与能得到正确诊断的患者相比，由于研究不足和诊断不足，无论是作为双相情感障碍的症状还是与其共存症状（即并发症）的焦虑症，都与双相情感障碍早期发病有关，也与最终确诊后治疗效果欠佳、更容易药物滥用、生活质量低等问题密切相关。不同的研究表明，一些焦虑症对 3%~60%，甚至超过 60% 的双相情感障碍 II 型患者有影响。这些焦虑症包括：

- 惊恐症（10.6%~62.5%）

- 社交焦虑症（7.8%~47.2%）

- 强迫症（3.2%~35%）

- 创伤后应激障碍（7%~38.8%）

- 广泛性焦虑症（7%~32%）。[8]

误诊还有另一个潜在的影响。误诊不仅意味着多年的治疗毫无效果，就像我和许多与我交谈过的人那样，而且因为迟迟不能对症治疗，心境稳定剂的效果也会大打折扣。[9]

好在一切都还来得及。不论是印刷的出版物还是网络上的电子资源，大家可看到的有关双相情感障碍的文献资料越来越多，这使大家能够更积极地寻求帮助。医生们对双相情感障碍，特别是双相情感障碍 II 型的认识也越来越清楚。不仅如此，现在还有了日益复杂精妙的测试，可以帮助医生从一开始就做出更为精准的诊断。

测试，测试

因为双相情感障碍 II 型在被精准"发现"之前通常会被误诊多年，所以你的初级保健医生可能无法确定你是否患有此病。他（她）可能会推荐心理医生或精神科医生来帮助你治疗抑郁症（正如我反复提到的，人只有在感觉绝望和无助的时候才会想到去求助心理医生，在感觉"亢奋"的时候不会）。

做出诊断的过程不会像黄金时段播放的《豪斯医生》那样戏剧化，但它有一定的神秘感。情绪障碍的诊断部分靠科学，部分靠解读，这期间还涉及排除选项，整个诊断过程可能一波三折。除了全面考查家族病史和个人病史外，医生可能会要求验血，排除甲状腺功能减退症（该病与抑郁症很相似）和贫血等疾病，还要排除药物滥用的可能性。

医生也可以使用计算机断层扫描（CT）或磁共振成像（MRI）这两种强大的 X 射线工具来显示大脑的"切片"，查看患者的情绪变动是否有可能是脑肿瘤或脑损伤引起的。

另外两种工具，即正电子发射断层显像（PET）和单光子发射计算机断层显像（SPECT），利用化学和科技手段绘制出大脑中各种化学物质的代谢活动。一种"带标记的"放射性化学物质被注射到患者体内，当这种液体通过大脑的血管时，诊断人员可以确定哪些区域被"激活"，哪些区域保持"沉默"。这些测试的缺点是必须在患者处于发作状态时进行，这样才能查看到有没有异常。

首次就医之前

- 列出你正在服用的所有药物及其剂量。到了诊室，你可以直接把清单交给医生；这张清单也能帮助你完整填写在诊室要求你完成的表格。

- 列出你服用的所有补充剂，包括维生素、矿物质和草药。虽然这些是非处方药，但与处方药一起使用时，它们可能会导致并发症。

- 花点时间回顾一下你的家族病史。有过心血管疾病史吗？有过乳腺癌吗？有过其他类型的癌症吗？提前想好，这样填起表格来就会很快。

- 写下定期服用的所有药物：抗酸剂、阿司匹林、抗组胺药。当与处方药一起服用时，这些药也会引起并发症。

- 致电医生办公室，问清预约的最佳时间（星期几以及一天中的时间段）。这样可以避免花费大量时间等待。

- 出发前先致电。因为医生可能会很繁忙，候诊室可能会爆满。

　　双相情感障碍 I 型的诊断要容易些：患者的情绪波动非常明显，即使外行人也能够看出来他们是否患有这种疾病。但是，双相情感障碍 II 型就很复杂，诊断工具可能不管用，需要精神科医生技能足够高超才能确定某人是否患有双相情感障碍 II 型。而且，我写这本书时采访过的许多专家都说，通常只有在其他疾病的治疗方案不起作用之后，才能诊断出双相情感障碍 II 型。[10]

误诊不只是造成平均长达 10 年的不必要的痛苦，甚至可能造成更糟糕的后果。研究表明，许多被认为是重度抑郁症导致的自杀实际上是由未经治疗的双相情感障碍 II 型引起的。[11] 当双相情感障碍 II 型被误诊为临床抑郁症时,抗抑郁治疗可能会"触发"躁狂或轻度躁狂发作，还可能令患者发狂。[12]

不属于双相情感障碍 II 型的情况

以下情况与双相情感障碍 II 型相似，或与双相情感障碍 II 型并存。

- 内分泌问题（如甲状腺功能亢进）

- 神经系统问题（如脑肿瘤）

- 自身免疫性疾病（如狼疮）

- 其他精神情绪障碍（如边缘型人格障碍或精神分裂症）

- 慢性和 / 或临床抑郁症（双相情感障碍中最常见的误诊）

- 对某些药物的反应

- 注意缺陷多动障碍（ADHD），多见于幼儿

- 品行障碍，多见于幼儿

- 药物滥用

- 焦虑症（见第 96 页的"极度焦虑"）

- 类流感症状

- 偏头痛

总的来说，以治疗双相情感障碍而闻名的专家做出的诊断是

最好的。他们能看出共存的焦虑症、抑郁状态，还有喜悦掩盖下的歇斯底里。

虽然有几份诊断问卷可以用来准确判定情绪障碍和 / 或抑郁症，但用于诊断双相情感障碍中更为微妙的轻度躁狂和双相情感障碍 II 型这类疾病症状的测试还是很少的。

为了防止双相情感障碍被误诊，研究双相情感障碍的几位先驱设计了一个工具，可以检测出轻微的轻度躁狂和未经治疗的双相情感障碍。这个工具被称为 HCL-32（或轻度躁狂检查表），研究发现它可以在第一次测试时，从 51%~81% 的受试患者中区分出重度抑郁症和双相情感障碍。它还能够区分出"活跃或欣喜若狂"的轻度躁狂状态和以"冒险和易怒"为特征的状态。[13]（完整测试参看表 7–1。）

表 7-1　HCL-32 问卷

个人信息

年龄 ＿＿＿＿＿＿ 岁　　　　　　中心 ＿＿＿＿＿＿

男性 ＿　女性 ＿　　　　　　　　编号 ＿＿＿＿＿＿

能量、活动和情绪

在生命中的不同时期，每个人都会经历能量、活动和情绪的变化或波动（"高潮和低潮"或"上升和下降"）。本问卷的目的是评估"高潮"期的特征。

1. 首先，与平常的状态相比，你今天感觉：（以下选项，仅勾选一项）

　　□ 比平时差很多　　□ 比平时差　　□ 比平时差一点
　　□ 既不比平时好也不比平时差
　　□ 比平时好一点　　□ 比平时好　　□ 比平时好很多

2. 你平时是如何比较自己和他人的?

不考虑今天的感觉,你平时是如何比较自己和他人的? 请标记下列哪句话描述的情况与你的情况最相符。

与其他人相比,我的活动、精力和情绪水平(以下选项,仅勾选一项)

☐ 一向相当稳定、均衡　　☐ 通常较高

☐ 通常较低　　☐ 有反复出现的上升阶段和下降阶段

3. 请尽量回顾你处于"高潮"状态的时候。那时你感觉如何? 请在下面这些陈述中选择"是"或"否",无须考虑你目前的状况。

在那种状态下:

	是	否
1. 我不需要睡那么多了	☐	☐
2. 我感觉更有精力,更有活力	☐	☐
3. 我更自信	☐	☐
4. 我更喜欢自己的工作	☐	☐
5. 我更喜欢交际(打更多电话,出门次数更多)	☐	☐
6. 我更想去旅行而且(或者)旅行次数更多	☐	☐
7. 我开车时倾向于开得更快或更爱冒险	☐	☐
8. 我花钱更多(太多)	☐	☐
9. 我在日常生活中(在工作中和／或其他活动中)更爱冒险	☐	☐
10. 我的身体更活跃(运动等)	☐	☐
11. 我策划更多的活动或项目	☐	☐
12. 我有更多的想法,更有创造力	☐	☐
13. 我不那么害羞或拘谨了	☐	☐
14. 我的衣着或化妆更丰富多彩,更奢侈	☐	☐
15. 我想跟更多的人见面或者确实跟更多的人见面	☐	☐
16. 我对性更感兴趣而且(或者)性欲增加	☐	☐
17. 我更爱卖弄风情而且(或者)性生活更多	☐	☐
18. 我比以前话多	☐	☐

19. 我思维更敏捷 □ □

20. 当我说话时，我会开更多的玩笑或用更多的双关语 □ □

21. 我更容易分心 □ □

22. 我尝试很多新鲜事物 □ □

23. 我思维活跃，想法从一个主题跳到另一个主题 □ □

24. 我做事更快而且（或者）更轻松 □ □

25. 我更容易失去耐心而且（或者）易怒 □ □

26. 我会因为别人感到筋疲力尽或烦躁易怒 □ □

27. 我与人争吵的次数更多 □ □

28. 我情绪更高涨，更乐观 □ □

29. 我喝更多咖啡 □ □

30. 我抽更多烟 □ □

31. 我喝更多酒 □ □

32. 我服用更多药物（镇静剂、抗焦虑剂、兴奋剂……） □ □

4. 回答以上问题，这些问题显示"高潮"期的特点，描述了你……

（以下选项，仅勾选一项）

有时？ □→ 如果你勾选此框，请回答 5~9 的所有问题

大多数时候？ □→ 如果你勾选此框，请仅回答问题 5 和问题 6

我从未有过这样的"高潮" □→ 如果你勾选此框，请勿继续

5. 你的"高潮"对你生活各个方面的影响：

	积极和消极	积极	消极	没有影响
家庭生活	□	□	□	□
社会生活	□	□	□	□
工作	□	□	□	□
休闲	□	□	□	□

6. 其他人对你的"高潮"的反应和评论。

与你关系密切的人对你的"高潮"有何反应或评论？（以下选项,仅勾选一项）

☐ 正面（鼓励和支持）　　　　　☐ 中性

☐ 负面（担心、生气、恼怒、挑剔）　☐ 正面和负面反应都有

☐ 无反应

7. 你的"高潮"持续时间通常（平均）：（以下选项,仅勾选一项）

☐ 1 天　　　☐ 超过 1 星期

☐ 2~3 天　　☐ 超过 1 个月

☐ 4~7 天　　☐ 我无法判断 / 不知道

8. 在过去的 12 个月内,你有没有经历过这样的"高潮"？

是 ☐　　　否 ☐

9. 如果是,请估计你在过去 12 个月内有多少天处于"高潮"：

总共大约 ☐☐☐ 天

Used with permission from the Journal of Affective Disorders, *Volume 88. Jules Angst, Rolf Adolfsson,Franco Benazzi, Alex Gamma, Elie Hantouche, Thomas D. Meyer, Peter Skeppar, Eduard Vieta, and Jan Scott. The HCL-32: Towards a self-assessment tool for hypomanic symptoms in outpatients. Pages 217–233. Copyright © Elsevier 2005.*

为你找到合适的精神科医生或心理医生

- 你们的个性是否"合拍"很重要。首次就诊对你来说将是一次评估。你喜欢这位医生吗？你觉得与他（她）相处融洽吗？如果你的回答是否定的，一定要掌握其他可求诊的医生的姓名。

- 虽然文凭不等同于好医生，但知道医生在哪里上学总没坏处。如果你正在看精神科医生，要确认他（她）得到了精神病学董事会的认证（官方董事会认证是"神经病学和精神病学董事会认证"）。

- 大胆提问。他（她）有多少年的经验？他（她）是否有灵活的收费档次（如果按小时付费你负担不起）？有无保险？

- 想清楚你是否更愿意找一个和你同性别的医生，还是男性女性都无所谓。这点也可以成为选择合适医生的一个因素。

- 如果你怀疑自己患有情绪障碍，一定要找在这方面经验丰富的医生。如果你找的是心理医生，要确定他（她）与一名可以开处方的精神科医生合作。

然而，HCL-32无法区分双相情感障碍I型和双相情感障碍II型。另一项测试，由塔夫茨大学临床精神病学教授、医学博士罗纳德·皮斯创建的双相情感障碍量表（BSDS），用于测量双相"体验"的强度，以帮助患者确定可能患有哪种双相情感障碍。[14]（见表7-2）

表7-2　双相情感障碍量表（BSDS）

请先通读整篇文章，然后按照后面的指示去做。（空格是特地插入的。）

有些人注意到自己的情绪和／或能量水平会不时地发生明显的变化_____。这些人注意到，有时候他们喜怒无常和／或他们的能量水平非常低，而在别的时候，他们非常亢奋_____。在低潮阶段，这些人经常缺乏能量，需要待在床上或得到额外的睡眠，缺乏或没有足够的动力去做需要做的事情_____。在这些时期，他们的体重经常会增加_____。在低潮阶段，这些人经常觉得"情绪低落"，一直都很悲伤，或者抑郁_____。有时，在低潮阶段，他们感到无助，甚至有自杀的念头_____。他们在工作或社交中发挥作用的能力受到影响_____。通常情况下，这样的低潮期会持续几个星期，但有时只持续几天_____。符合这个模式的个体可能会在两次波动之间经历一段情绪"正常"的阶段，在此期间，他们感觉到自己的情绪和能量水平是"正确的"，做事能力没有受到干扰_____。然后，他们可能会注意到自己的感觉发生了明显的偏移或"切换"_____。他们的能量涨幅超过正常水平，他们经常完成许多他们通常无法做到的事情_____。在高潮期，这些人有时会觉得他们能量好像太多了或者感觉"精力过剩"_____。在高潮期，有些人可能会感到烦躁易怒，"紧张不安"，或气势汹汹，咄咄逼人_____。有些人在高潮期会一下子承揽太多的事情_____。在高潮期，有些人可能会花钱不理智，给自己带来麻烦_____。在高潮期，他们可能更健谈，更外向或更性感_____。有时，他们在高潮期的行为对其他人来说很奇怪，或者很令人讨厌_____。有时，这些人会在高潮期与同事或警察发生争执_____。有时，他们会在高潮期增加酒精或非处方药的使用_____。

读完这篇文章之后，请判断下列哪个说法最准确：
- 这个故事与我的情况相符，或者几乎一模一样
- 这个故事与我的情况大致相符
- 这个故事有些情况与我的情况相符，但大多数情况不相符
- 这个故事与我的情况完全不相符

现在请重读文章，在与你的情况完全相符的每个句子后面打钩（你可以把这一页打印出来，或者只是在一张空白纸上"打钩"）。完成后，统计一下打钩标记的总数。

统计好打钩总数后，加上你之前选择的语句后面括号中的数字：

- 这个故事与我的情况相符，或者几乎一模一样（6）

- 这个故事与我的情况大致相符（4）

- 这个故事有些情况与我的情况相符，但大多数情况不相符（2）

- 这个故事与我的情况完全不相符（0）

最大值为19加6：25分。

以下是解读分数的方法：

19分或更高＝患有双相情感障碍的概率很高

11~18分＝患有双相情感障碍的概率中等

6~10分＝患有双相情感障碍的概率低

低于6分＝几乎不可能患有双相情感障碍

　　虽然我们越来越接近于能够准确诊断出双相情感障碍 II 型，但是日常治疗这种疾病的精神科医生还是无可替代的。简而言之，双相情感障碍 II 型的最佳诊断工具是你找的精神科医生或心理医生的经验和才华。

　　怀疑你自己患有双相情感障碍 II 型是一回事，如果你怀疑生病的人是你的孩子呢？请看下一章内容……

_ 第 8 章 _

小儿双相情感障碍

对儿童要温柔以待。

—— 尤维纳利斯（公元 55—127）

萨姆并不是洛伊斯的第一个孩子。跟他姐姐一样，他出生的时候也哇哇地哭了。他吃饭睡觉也算规律，这和他姐姐也没什么不同；5 个月后，他开始说话，一周岁时开始走路。

最初的几年里，一切都很顺利。萨姆活泼可爱，性格开朗。洛伊斯告诉我："他非常活泼好动，一刻也不消停。我们都叫他'鲨鱼'。"

似乎所有的成长过程都会出现问题。萨姆开始上学时，事情发生了变化。正是在学校里，在一个与同伴相处的集体环境中，"鲨鱼"的绰号越来越站不住脚了。萨姆的活泼好动分散了他的注意力，他开始频频挑事；他要用最好的蜡笔、最好的乐器。他要么四处跑来跑去，要么透过教室的窗户直愣愣地盯着外面路过的汽车，或者低头盯着拳头里的一段粉笔发呆。老师们先是说他患有阿斯佩格综合征，这是一种轻度的自闭症。后来又说他患的是一种学习障碍（尽管他们还说不清具体的名称）。萨姆读完一年级的时候终于得到了一个看似正确的诊断：注意缺陷多动障碍。他开始服用利他林，这是一种对患注意缺陷多动障碍儿童已有的症状起抑制作用的镇静剂，会让他们平静下来，而不是让他们更活跃。萨姆周围的成年人松了一口气，他那些紧张、苛刻、具有攻击性的行为可算有了一个说法。

但在服用利他林的那几个月里，萨姆变得极度消瘦；他拒绝吃东西，然后变得极度营养不良。接着他的"过度活跃"又东山再起。

两年后，萨姆上三年级时，学校的老师和辅导员不再认为他患的是多动症。萨姆得到了一个新的诊断结果：严重的抑郁，伴有严重的焦虑。他父母带着他四处寻医问药，精神科医生找了一个又一个，抗抑郁药吃了一种又一种。

这个家也经历了一场危机。萨姆让姐姐感到尴尬，所以她大部分时间都不理他。姐姐讨厌他，因为他似乎得到了所有人的关注。他的情绪成了父母生活的中心。

萨姆的病发展到最糟糕的阶段时，他会冲着自己的妈妈尖叫。在一次莫名其妙的冲突中，他情绪变得异常激动，他甚至要从正在行驶的汽车上跳下去。

洛伊斯的态度一直是"我不在乎他得的是什么病，我们只想让他好起来"。最后，洛伊斯在《时代》杂志上读到了一篇关于儿童双相情感障碍的文章[1]，于是她联系了儿童和青少年双相情感障碍基金会（CABF，该组织是一个旨在帮助双相情感障碍患儿家长的全国性组织）设在她所在城市的分会，最终确定了萨姆所患的是双相情感障碍。萨姆父母开始去找一位专门研究这种疾病的精神科医生为他看病。医生给他开了组合抗抑郁药和抗惊厥药的药方（最近研究发现抗惊厥药在"消除"躁狂发作方面相当有效）。萨姆患上的是双相情感障碍 I 型。

"这一直是个挑战。有时候想对自己说'这不是他的错，他不是故意想惹我生气'，但是真的很难，"洛伊斯说，"我可以离开家。我可以去上班，去见见我的朋友，去找治疗师发泄一下。但是萨姆却不能，他无法逃脱，无处可去。"

因为患有双相情感障碍，萨姆有时候持续几天是正常状态，持续几天是发病状态。有时候他的正常状态只有几个小时，但洛伊斯无怨无悔。"萨姆的病让我接触到了很多了不起的人，如果不是为了萨姆，我永远不会遇到这些人。"

————

对雅各布来说，是自负害了他。为了要个孩子，他父母费尽心思，努力了好些年，因此雅各布的出生对他们来说就是一个奇迹。在父母眼里，他是个神奇的婴儿，神奇的学步儿童，神奇的小学二年级学生。他画的手指画不仅仅是色彩的旋涡，还预示着未来的伟大成就。他在数学测试中获得一个"A"，父母就开始考虑让他提前进入麻省理工学院就读。

雅各布也很自然地认为自己就是这么一个天才。他怎么能不是天才呢？但其他人并没有这样想。雅各布走进教室时，他总会跟大家打招呼，挥挥手；他是与众不同的。他没有看到其他孩子互相看对方的眼神，他没有注意到老师皱着眉头。他可是雅各布！

可随着时间的推移，这种自信变成了其他的东西。听到周围人的窃窃私语，他开始觉得同学们都在谈论他；他开始觉得每个人都恨他，因为他们嫉妒他的才华。他开始焦虑起来，接着是害怕去上学。身边没有家人的时候，他也变得极度警惕。他必须知道每个人都在做什么（以确保他没被排除在外）。他所做的一切都必须非常完美（让他感到安全）。他必须是周围最慷慨、最幽默、最好的人——只要差一点儿，他就觉得所有的人都不爱他。

到了高中，他毫不意外地拿到第一个"B"时（恰好是化学科目），雅各布一下子陷入了抑郁。他的父母开始担心起来；他们想尽办法安慰他，但他把他们推开了。他开始对他们大喊大叫，跟他们说他宁愿自己没被生下来。他坚持认为每个人都恨他，所以他不敢离家出门。他只想睡觉。只有晚上和父母一起看电视的时候，他才感觉好多了。雅各布的父母预约了学校的心理医生，后来又取消了，因为就在这时候，雅各布似乎唤醒了原来的"超"自我。他兴奋不已，无法放慢速度；他一回家就做了作业，然后熬夜玩电子游戏。他经常笑，胃口很好，似乎很高兴。

但是，他的父母仍然很担心。虽然雅各布不再整天躺在床

　　　　　　　　　　　　　双相情感障碍 II 型

上，但他烦躁不已，焦虑不安。掉个帽子他会大发脾气。而且，大喊大叫之后，他有时会叫嚷着说讨厌鸡肉，把盘子扔在地上，走回自己的房间哭起来。情绪忽而高涨忽而低落——都发生在同一天！雅各布不高兴。但治疗抑郁症的方案也不符合他的情况。他焦虑不安、过度活跃和脾气暴躁的症状越来越严重。他有没有双相情感障碍家族病史？这是不是先天性的，甚至在他出生之前就已经存在了？

就我本人而言，我身上是有迹象的，但是因为那时候没有人知道躁狂抑郁症（双相情感障碍 II 型就更没有人知道了），只知道"疯子"才会有这个病，服用锂盐会好一点，所以没有人注意到我身上的那些迹象。我上六年级的时候，父母给了我一个挂坠，里面有一张微缩的埃菲尔铁塔全彩照片，这个挂坠是他们在巴黎度假时买的。我非常喜欢它，喜欢里面的微型画，喜欢那纤细的 14 克拉金链，我把它戴在脖子上。每当我焦虑不安的时候，每当学校的同学取笑我的时候，我都会抚摸那幅画，用拳头握着挂坠。我把它当成护身符。

一天早上，我穿过大厅通道去卫生间。洗手的时候，我发现挂坠不见了！不见了！我尖叫起来。正好在大厅里的一位老师冲了进来；紧接着其他人，包括校长也冲了进来。我抽噎着，断断续续地哭诉，告诉他们我丢了这个特别的挂坠，我父母送给我的这个漂亮的礼物。他们想方设法让我冷静下来，但无济于事。我完全失控了。我还是不停地尖叫，更加疯狂地哭个不停，我妈妈不得不来学校把我带回家。大楼管理员看我那样子是非得拿回挂坠不可，只好在女卫生间门口挂了"禁止入内"的牌子，然后拉开散热器，拆开洗手池下面的管道，里里外外找了个遍，甚至连厕所便池都没放过，但就是找不到挂坠。最后学校觉得我是精神过度紧张了。如果这件事发生在 10 年后，他们可能会把这种过激的情绪反应称为注意缺陷多动障碍。如果是 15 年后，他们可能会认为这是抑郁、分离焦虑或学习障碍的表现。直到这两年，我这种行为才有了真正的名字：双相情感障碍。但这时我已经50 岁了，早就过了认为项链能保护我的年龄。不过，有趣的是，我还记得那个挂坠。我那会儿对它真是爱极了。

医疗卫生专业人员曾经一度认为双相情感障碍的迹象在 18岁之前不会出现，但是我们现在知道，这种疾病的迹象会出现在一两岁的幼儿身上。因此，小儿双相情感障碍也已成为热门话题，不但登上了《时代》杂志的封面[1]，而且成为许多出版物的专栏标题。现在有不少专门为 13 岁以下的双相情感障碍群体及其父母创建的组织，每个组织都有上千名成员。因为如果双相情感障碍能及早被发现，就有可能防止病情恶化。

你的孩子是否患了双相情感障碍？

统计数据显示，在美国大约有 100 万儿童患有双相情感障碍。被诊断患有注意缺陷多动障碍的儿童中，有 1/3 可能患的是双相情感障碍。此外，美国儿童和青少年精神病学学会的数据显示，被诊断患有抑郁症的 340 万儿童中还有 1/3 最终将被诊断为双相情感障碍——一些研究人员认为这个数字接近一半！[2]

如果你的孩子越来越不好带，连续几个月均如此，他（她）就有可能患有双相情感障碍。当然也有可能是他（她）患有别的情绪障碍症，或者只是行为"过激"，但还在正常范围内。你可以对照表 8-1 中的描述，看看其中有多少描述与你家孩子的情况相符（从蹒跚学步的幼儿到青春期孩子）。如果相符的情况超过 20 条，那么你的孩子有可能患有早发性双相情感障碍，你应该向有关专家咨询，寻求帮助。

表 8-1 你是否觉得你的孩子患了双相情感障碍？ [3]

我的孩子：

1. 因分离焦虑有过一段糟糕的日子

2. 稍有不顺心就会大发雷霆（你不允许他 / 她把上床睡觉时间再往后推迟一个小时）

3. 情绪波动，一天变化几次；前一分钟很高兴，半小时后哭了

4. 非常冲动

5. 对周围的人很敏感

6. 不能安静地坐着！

7. 特别喜爱碳水化合物

8. 表现得非常自负，需要处处以自我为中心

9. 非常易怒

10. 很容易分心

11. 非常自卑

12. 早上很难醒来

13. 在社交环境中会感到焦虑

14. 对环境过于敏感

15. 8岁多了还尿床

16. 说话太快，让人很难理解说的是什么

17. 有学习障碍

18. 对朋友态度专横

19. 经常撒谎

20. 经常暴饮暴食

21. 家族有情绪障碍病史

22. 威胁他人

23. 惧怕黑夜

24. 有强迫症，占有欲强

25. 做事条理性差

26. 会持续好几个小时发脾气

27. 沉迷于性事，与年龄不符

28. 沉迷于暴力和血腥

29. 不记得一两天前发生的事情

30. 从一个话题跳到另一个话题——思维跳脱

31. 躁狂的时候看到并不存在的东西

32. 抑郁的时候会周身疼痛

双相情感障碍小儿患者概貌

　　双相情感障碍成年患者的情况千差万别，小儿患者也不例外。有的孩子可能非常专横，有的可能还在尿床，有的孩子可能

说话太快，有的可能不会整理家庭作业。但是，以下四个特征是几乎所有的双相情感障碍小儿患者共有的。

睡眠差

大多数双相情感障碍小儿患者早上很难醒来，主要是因为他们前一天晚上很难入睡。他们会拖着脚去上学，烦躁易怒、昏昏沉沉，但上午 11 点后会开始活跃起来，到下午 4 点会像充满了电一样精神焕发，活力十足。双相情感障碍小儿患者往往是"夜猫子"，不需要早起上学的时候，他们通常会睡到下午。

而且，这些孩子即使入睡了，他们的睡眠通常也会伴随着夜惊、磨牙、夜游和尿床。[4]

快速循环

这是双相情感障碍成人患者和小儿患者表现不一样的地方。DSM-IV 描述的一种至少持续 4 天的躁狂或轻度躁狂状态确实会出现在成年患者身上，但接近 70% 的双相情感障碍小儿患者会在一天之内出现若干次情绪波动以及随之而来的无精打采状态或精力充沛状态。[5]

执行功能障碍——从做决定到集中注意力

我上二年级的时候，老师费尽心思教我们如何正确书写。她会煞费苦心地在预先画了三条平行线的黑板上写下大写字母和小写字母。每个大写字母都要从最上面那条线延伸到最底下那条线，每个小写字母都要从中间那条线写到最底下的那条线。悬挂的字母，比如小写的"g"，必须写到第三条线下面一点点（这是一个非常主观的问题，因为"g"的尾部是否正确由老师说了算）。字母必须和线条完全一致，不能往上，也不能往下。我记得我一遍又一遍地想要写对（写好？），但怎么写都不对。我写的"C"和"a"就是不能正好在线里。其他同学会在外面玩球、嬉笑，在课间休息时尽情玩乐，我却坐在刻着我名字的桌子前，手里拿着笔，费力地写自己的名字。

无法清晰书写是双相情感障碍儿童的共同特征之一，对此我并不感到惊讶。（有关执行功能的更多信息，请参见第 5 章。）他们在学习的其他方面也有困难，比如：

☐　将数字或单词按顺序排列。

☐　短期记忆，比如说，忘记了九九乘法表中的"9×2=18"。

☐　创建列表。

☐　组织思想和活动（到上中学必须学习如何写文章时，这点尤为令人沮丧）[6]。

不同于成年人的属性

躁狂期的双相情感障碍小儿患者可能会比成年患者更易怒。他们也可能更容易患上精神病，比如看到别人看不到的人或物，或者听到别人听不到的声音或噪声。处于抑郁状态时，他们的症状可能更多的是各种疼痛和感觉不适；相较于成年患者，他们表现出更多的身体症状。[7]

现在的孩子都怎么了？

儿童和青少年面临着成年人所没有的特殊挑战。同伴压力对孩子们来说极其重要；如果他们的朋友在喝酒或吸毒，他们将很难对此说"不"。但是，健康孩子眼里的所谓的娱乐活动，对双相情感障碍患者而言是一种诅咒。任何能改变情绪的药物对双相情感障碍患儿都会有 10 倍的效果。

不遵医嘱是孩子们的另一个大问题。谁会想服用让自己体重增加或情绪失控的药物呢？看到那些帮助我平静下来的药物让我变得肥胖，我也同样很不高兴。但作为一个成年人，我能够理智地做出选择。孩子们做决定时不会考虑长远的事情，也不会反思做了决定后带来的长期影响。他们容易冲动，感情用事，只考虑眼前的事。

如果家长怀疑自己的孩子患有双相情感障碍，首先要做的是谨慎观察，仔细观察和记录孩子每天特定时间的情绪和睡眠情况，以及孩子是否一听到"不"这个词就大发雷霆或暴躁易怒。这样，去找医生求诊时，家长就能拿着这些记录好的观察结果给医生参考。事实上，有些家长在孩子治疗过程中会继续做记录，每次就诊前通过传真或通过电子邮件将它们发给医生。

家长还能做些什么呢？可以看一看能找到的一切关于双相情感障碍的资料，加入互助小组，保持通信畅通，将实情告知学校，让老师们心里有数，知道如何应对。还要记住，患有双相情感障碍的儿童在初次看医生时可能会表现得"可爱"和"迷人"，所以一定要安排两到三次就诊，以确保能得到更准确的诊断。

双相情感障碍及其"伙伴"

一些医生和研究人员认为，小儿双相情感障碍只是最新的"当日特色疾病"，也就是说，它是现今诊断过于细致而分离出来的疾病。另一些人，比如这本书中提到的那些医生和研究人员，则认为该病的诊断还是太粗略了。造成这种混乱的原因是什么呢？原因就在于有些疾病看起来很像双相情感障碍，但实际上不是，还有些疾病可能与双相情感障碍同时存在（这种情况被称为共病），需要同时治疗。与小儿双相情感障碍近似，或是可能与小儿双相情感障碍同时存在的最常见的疾病有：

- ☐ 注意缺陷多动障碍
- ☐ 分离焦虑
- ☐ 青少年糖尿病
- ☐ 单核细胞增多症
- ☐ 病毒性肺炎
- ☐ 癫痫

- [ ] 缺铁性贫血
- [ ] 脑肿瘤
- [ ] 阿斯佩格综合征
- [ ] 莱姆病
- [ ] 甲状腺功能亢进
- [ ] 库欣病
- [ ] 临床抑郁症
- [ ] 广泛性焦虑症
- [ ] 学校恐惧症
- [ ] 品行障碍
- [ ] 青少年强迫症
- [ ] 抽动秽语综合征
- [ ] 药物滥用[8]

焦虑症对小儿双相情感障碍患者的影响

焦虑症和双相情感障碍密切相关，犹如同一枚硬币的两面。就我这个病例而言，焦虑就成了我躁狂发作的形式。在其他病例中，焦虑可能表现为一种大难临头、心神不安的感觉。甚至可能表现为，双相情感障碍成年患者透支消费，或双相情感障碍小儿患者跺脚尖叫。事实上，这种潜在的焦虑或许可以解释为什么双相情感障碍患者的药物滥用率很高；为了保持平静，他们会想尽一切办法。

　　焦虑症在儿童患者中扮演着特别重要的角色，因为如果及早诊断出来，儿童成年后的双相情感障碍症状可能会更少或更轻——甚至完全康复！在一项研究中，87% 被诊断为双相情感障碍的儿童在 4 年内就康复了，尽管其中 64% 的儿童出现过复发情况。[9]

　　焦虑症也可以被视为疾病的先兆，它的出现可能比双相情感障碍（I 型和 II 型）的全面暴发早好几年。[10] 在一项研究中，在13 岁之前被诊断为双相情感障碍的成年患者中，69.2% 的患者同时患有焦虑症；在 13~18 岁被诊断为双相情感障碍的成年患者中，53.9% 的患者同时患有焦虑症；而那些在 18 岁之后被诊断为双相情感障碍的成年患者，只有 38.3% 同时患有焦虑症。[11]

　　以下是一些关于双相情感障碍小儿患者同时患有焦虑症的统计数据：

☐　44% 的患儿同时患有强迫症 [12]

☐　39.5% 的患儿同时患有社交恐惧症 [13]

☐　33% 的患儿同时患有广泛性焦虑症（通常伴有注意缺陷多动障碍）[14]

☐　42% 的患儿同时患有分离焦虑症 [15]

☐　52% 的患儿同时患有惊恐症 [16]

☐　31% 的患儿同时患有广场恐惧症 [17]

☐　18% 的患儿同时患有创伤后应激障碍 [18]

如果你的孩子表现出极度焦虑的症状，请密切关注他（她），并寻求专业人士的帮助。这种分离焦虑或惊恐症发作实际上可能是双相情感障碍 II 型的症状。

儿童服用抗抑郁药？

2004 年 10 月，美国食品药品监督管理局（FDA）发布了儿童和青少年使用抗抑郁药的警告，这些药物可能会加大他们产生自杀念头的风险。在开始服用抗抑郁药或采用任何其他治疗方案之前，要与医生商讨抗抑郁药的使用情况。孩子服药期间，家长一定要仔细监控，严格监督。

帮孩子得到正确诊断

也许你怀疑孩子患的注意缺陷多动障碍不仅仅是机能亢进。也许你认为他的抑郁没有规律，他的情绪来得快去得也快。或者你认为她的焦虑更像是一种症状，而不是一种疾病。不管是什么原因，你都不要对你的恐惧置之不理，不要将它搁置在孩子的壁橱里，或者跟滑板车一起扔在车库里。你的孩子如果患了双相情感障碍，越早得到治疗，效果就越好——双相情感障碍对他（她）未来生活质量的影响就越小。

双相情感障碍患儿通常表现出更快速的情绪循环。在现实生活中，70% 的患儿情绪一整天都在来回波动。一种名为 KIDDE-

SADS 的新型诊断测试能够更准确地测出双相情感障碍患儿的快速循环。

还有另一种情况：双相情感障碍患儿可能会有更深层次的神经问题或发育问题。

家长到底应该怎么做呢？家长必须意识到，对孩子的诊断并不是一成不变的，孩子们会随着时间的推移而改变，随着身体的生长，他们可能会对药物有不同的反应，小儿精神科医生的诊断和治疗过程也会有所不同。作为家长，你必须相信自己的直觉，去找你觉得对你的孩子最有帮助的医生。最重要的是，要采取灵活的方法应对孩子的变化和成长。

早期治疗

正确的药物治疗方案对成年患者有效，对双相情感障碍 II 型患儿也同样有效。但是，一些药物会使成年患者陷入躁狂状态或抑郁状态（见第 9 章），用在小儿患者身上，也会引发同样的问题。因此，正确的诊断至关重要。

如果一个孩子被诊断出患有注意缺陷多动障碍，医生很可能会让他服用利他林。但如果这个孩子实际上患的是双相情感障碍，利他林就会让他变得躁狂。抗抑郁药也会引发躁狂发作。关于给儿童服用抗抑郁药，特别是 5- 羟色胺选择性重摄取抑制剂（SSRIs），一直存在很多争议。（关于这些药物和其他药物的描述见第 9 章。）虽然一些儿童和青少年服用 5- 羟色胺选择性重摄取抑制剂后产生了自杀倾向，但美国神经精神药理学学院在经过详尽的研究后得出的结论是，在大多数情况下，自杀或自杀意念（考虑自杀）并没有发生。[19] 由于孩子服用抗抑郁药后可能会变得轻度躁狂，在使用药物治疗其他潜在的焦虑症之前，医生通常会采用谈话疗法；他们还会密切监控孩子的治疗。一般来说，医生首先要稳定双相情感障碍患儿的情绪，然后治疗其他潜在的疾病，尤其是焦虑症。[20]

之所以要对小儿双相情感障碍进行早期诊断和治疗，还有另一个非常重要的原因，就是药物滥用已成为双相情感障碍青少年患者中存在的最可怕的问题之一。事实上，这两者关系非常密切，如果一个人患有双相情感障碍，医生应该看看他是否也有药物滥用的问题，反之亦然。[21]

儿童并不总是像成年人那样能忍受药物治疗。他们的新陈代谢有所不同，他们的身体在整个青春期都在发生变化。如果你和医生认为孩子应该进行药物治疗，请密切关注孩子，确保孩子的行为变化不会过于剧烈。例如，情绪稳定剂可能不是让孩子平静下来，而是导致他情绪低落到抑郁的程度。一旦出现任何恶化的症状或异常行为，要立即报告给小儿精神科医生。

遗憾的是，小儿双相情感障碍 II 型的治疗还不够完善。我们仍在研究儿童双相情感障碍与成人双相情感障碍的不同。儿童用药也存在争议。如果孩子开始出现过激行为，情绪瞬息万变，学业受到影响，开始和不三不四的孩子出去玩，作为家长，我们唯一能做的就是寻求专业帮助。我们可以让学校和课外中心了解孩子的情况，让教师和辅导员心中有数。

除此之外，还能做什么呢？始终如一的爱。这可能很难，再有耐心的家长也有可能会被双相情感障碍患儿激怒。一定要照顾好自己，必要的时候要为自己寻求专业的帮助。

第三部分

如何治疗双相情感障碍Ⅱ型
——我怎样才能活得幸福？

_ 第 9 章 _

寻医问药：药物治疗

吃药可能是人与动物的最大区别。

——威廉·奥斯勒爵士

为了完成这本书，我采访了很多双相情感障碍Ⅱ型患者。他们每个人的处方都不尽相同，这让我很受触动。有些患者认为锂盐是天赐良药，而包括我在内的其他患者却没法接受这种药。医生为许多患者（包括我在内）开过抗惊厥药或者抗癫痫药来稳定他们的情绪，但几乎所有人服用的药物种类都不一样。（正如不同的设计师在制作基本款的外套时各有自己的风格一样，不同品牌的抗惊厥药对情绪的稳定作用也不尽相同。）在我采访过的患者中，很多患者在抑郁期服用抗抑郁药来缓解症状，但也有一些患者服用后引发了躁狂症，不得不停药。最近药品目录中新增了非典型抗精神病药。通常情况下，很多抗焦虑药（如安定和阿普唑仑）含有致瘾成分，而这些非典型抗精神病药没有，而且有助于消除躁狂症中的焦虑情绪。

但是跟抗惊厥药一样，非典型抗精神病药也有很多种。

为什么有的患者只能用这种药而不能用别的？可能是有的药副作用太大，别的药又没什么效果，而且药的用量也不尽相同，剂量因个人体质也会有所差异。

换句话说，用药方案因人而异。

"药罐子"生活

不可否认，双相情感障碍 II 型仅靠心理咨询来治疗是行不通的，它是一种器质性精神障碍，与个人体质息息相关。如果你患上了双相情感障碍 II 型，就必须服药，这跟高血压患者必须服用降压药是一个道理，而且在服药的同时还要改变生活方式。

此外，很多药通常不是第一次服用就药到病除。恰恰相反，大多数患者都是在服用两三种药后才能最终确定哪种药最有效。有的患者可能服用锂盐就有了效果，有的患者可能服用抗惊厥药有效，但也有的患者要同时服用抗惊厥药和抗抑郁药才能有效，当然也有个别患者只需要服用心境稳定剂即可。

医生必须对双相情感障碍的药物种类了如指掌，如果一种药没有疗效，可以随时换一种。更为复杂的是，一些患者已经服用了抗抑郁药，但是几个月之后，需要再加一种抗抑郁药，才能使之前服用的药持续发挥药效。

双相情感障碍 I 型和 II 型都能用同类药物来治疗，只是剂量不同而已。双相情感障碍 II 型患者用药的剂量小一些，不过他们需要用力量要强一些的抗焦虑药物。这好像挺复杂的，但只要选对了医生，这些难题都会迎刃而解。

一旦被确诊为双相情感障碍，患者通常会变成"药品达人"，他们对自己服用的药的名称能倒背如流，不比年轻人"秒回信息"速度慢。浏览任何双相情感障碍患者的博客，他们无时无处不在谈论自己吃过什么药，什么药有效果什么药没效果，甚至还会推荐药物。我也不例外。这些年我服用了 6 种抗抑郁药、5 种抗焦虑药、2 种抗惊厥药、1 种非典型抗精神病药物，还有数不清的维生素和补充剂。

谈谈我现在的治疗，看看我橱柜里摆放的这些药就知道了，和当年 80 多岁的祖母的橱柜没什么两样。我服用的药太多了，如果我伸手拿药时被晨报分了神，就会想不起来哪些药吃了、哪些药还没吃。出一趟远门，我要花整整半个小时才能数出我要服用的药。

我采访过很多患者，琼就是其中一位。她每天只吃一点锂盐，效果很好。如今她已经坚持了好几年，状态极佳。

罗伯特服用的药包括抗抑郁药、心境稳定剂和抗焦虑药。虽然这些药摆在厨柜里占地儿，给生活带来些许不便，但是只要这些药管用，我就不会改药方。好不容易找到一个良方，占地儿又有何妨？

我并不是医生，也只能告诉你什么药对我有效，对治疗双相情感障碍 I 型和 II 型常用的药提点建议。（它们往往是同一种药，只是剂量有所不同。）至于哪种药适合你，要听医生的，因此在用药前务必和医生进行沟通，我在书中介绍的药物仅供参考。

用药须知

我的精神科医生除了解释每种药的疗效，还推荐我去网上检索。他会提及这种药对其他患者（大夫没有透露患者姓名）的疗效。对于药物可能产生的副作用，我们只是简单地说了说，所以不会影响我对药物的看法。（我记得有个故事，一位阿姨看了前列腺癌的症状后就认定自己患上了这种病。）医生叮嘱我，一旦感到不适就立刻跟他联系。

也许你的医生看病习惯不一样。有的医生可能会详细地告诉你可能出现的副作用，有的医生可能对此只字不提。所以你要为避免任何意外情况提前准备好要问的问题，我最关心的问题是下面这些：

- 服用这种药会变胖吗？

- 头发会变少吗？

- 每天服用几片药？

- 会对药物产生依赖吗？

- 服药期间能开车吗？

- 能饮酒吗？

每个治疗方案都会因人而异。有时候我会担心自己对抗抑郁药产生依赖，一位很有经验的治疗师曾经告诉过我，要学会在两种情况中做选择：一是任自己紧张并持续失眠，二是对药物产生依赖以解决自己的病症。我最终选择了吃药，因为缺觉会让我更焦虑。情绪稳定下来后，我开始逐渐减少用药量。

（参看表 9-1 常用药列表，包括药品适用范围和品牌名称。）

表9-1 双相情感障碍常用药

注意：本表仅限于普及药品知识，并非代替医生开方。在采用任何治疗方案之前，请咨询医生，并明告知医生你正在服用的处方药、非处方药、维生素、补充剂和草药，因为某些药物可能产生禁忌证。

类型	通用药物	部分品牌名称	可能产生的副作用
心境稳定剂：基础药物	碳酸锂	Eskalith（碳酸锂／爱斯卡利斯）；Lithobid（碳酸锂）	手颤；口干；口味改变；体重增加；口渴加剧；尿频；次数增加；恶心呕吐；性欲减退；阳痿；腹泻；肾脏异常；低血压
抗惊厥药（抗癫痫发作）	双丙戊酸钠 丙戊酸 丙戊酸钠	Depakote（丙戊酸钠）Depakene（敌百痉）	常见反应：头晕；疲乏；嗜睡；恶心；颤抖；体重增加；皮疹；长期易致肝脏问题；孕妇易致出生缺陷
	卡马西平	Tegretol（得理多）	
	拉莫三嗪	Lamictal（利必通）	罕见个例：中毒性表皮坏死松解症
	奥卡西平	Trileptal（曲莱）	
抗抑郁药：5-羟色胺重摄取抑制剂SSRIs	帕罗西汀	Paxil（帕罗西汀）	常见反应：恶心；失眠；腹泻；紧张；焦躁；阳痿；丧失性欲；体重增加或减轻；皮疹；长期易致肝损伤 罕见个例：抑郁加重和／或产生轻生念头

类型	通用药物	部分品牌名称	可能产生的副作用
	氟西汀	Prozac（百忧解）	
	氟胺	Luvox（氟伏沙明）	
	舍曲林	Zoloft（左洛复）	
抗抑郁药：单胺氧化酶抑制剂MAOIs	苯乙肼	Nardil（苯乙肼）	睡眠障碍；困倦；眩晕；头晕；口干；视力模糊；食欲减退或增加；高血压；心律失常；烦躁不安；肌肉痉挛；性欲减退；阳痿；体重增加
	反苯环丙胺	Parnate（反苯环胺）	
抗抑郁药：三环类抗抑郁药	阿米替林	Elavil（阿米替林）	口干；泌尿系统问题；视力模糊；便秘；困倦；体重增加；头痛；恶心；腹泻；腹痛；阳痿；性欲减退；焦虑；焦躁；有狂躁风险或快速循环
	地昔帕明／去甲敏	Norpramin（诺普拉明） Pertofrane（波特芬）	

类型	通用药物	部分品牌名称	可能产生的副作用
抗抑郁药：其他类	盐酸丙咪嗪	Tofranil（丙咪嗪）	常见反应：恶心；紧张；焦躁；阳痿；性欲减退；体重增加或减轻；长期易致肝损伤
	去甲替林	Pamelor（去甲替林）	
	安非他酮	Wellbutrin（安非他酮）	安非他酮特异性：焦躁；局促；焦虑；紧张
	文拉法辛	Effexor（文拉法辛）	文拉法辛特异性：便秘；头痛；口干；胆固醇略微升高；血压偏高
	米氮平	Remeron（瑞美隆）	米氮平特异性：嗜睡；胆固醇升高；头晕；口干；便秘
	奈法唑酮	Serzone（奈法唑酮）	奈法唑酮特异性：困倦；口干；头晕；便秘；虚弱；视力模糊；局促；罕见个例：黑便；男性长期勃起；心律不正常；心脑疾病发作；易擦伤瘀血；皮疹

类型	通用药物	部分品牌名称	可能产生的副作用
	度洛西汀	Cymbalta（欣百达）	度洛西汀特异性：恶心；口干；困倦；便秘；厌食；出汗；站立时眩晕 罕见个例：肝脏问题（症状包括发痒；右上腹疼痛；尿色变深；皮肤/眼睛发黄；或不明类流感症状）；出血增多
非典型抗精神病药	阿立哌唑	Abilify（阿立哌唑）	胆固醇升高；患糖尿病风险增加；视力模糊；口干；嗜睡；肌肉痉挛；身体震颤；无意识面部抽搐；体重增加 阿立哌唑特异性：无体重增加风险
	氯氮平	Clorazil（氯氮平）	氯氮平特异性：罕见血液病风险/需要每周或隔周检测
	齐拉西酮	Geodon（齐拉西酮）	齐拉西酮特异性：无体重增加风险

类型	通用药物	部分品牌名称	可能产生的副作用
	利培酮	Risperdal（利培酮）	
	喹硫平	Seroquel（思瑞康）	
	奥氮平	Zyprexa（再普乐）	
苯二氮䓬抗焦虑药	阿蒂凡	Ativan（阿蒂凡）	头重脚轻；说话含混不清；身体失衡；头晕；乏力；视力模糊；记忆丧失；肌肉无力；有成瘾风险
	氯硝西泮/氯硝安定/克洛诺平	Klonopin（克洛诺平）	
	安定/烦宁	Valium（安定）	
	阿普唑仑	Xanax（赞安诺）	

双相情感障碍 II 型常用药物

锂盐

锂盐不是食用盐，是天然盐，可以缓解躁狂症，稳定情绪。尽管精神病学家约翰·凯德在 1949 年就发现锂盐可以极大改善躁狂症，但是过了 20 年才被美国人用于临床治疗，主要原因有两个：一是约翰·凯德是澳大利亚人，在美国没有知名度；二是锂盐是一种天然盐，没有多大的盈利空间。作为在美国使用锂盐的先驱之一，精神病学家内森·克莱恩把它戏称为"20 岁的精神病药物学灰姑娘"。[1]

今天，即使利用科学知识进行深入研究，我们依然无法确定锂盐为什么有效。但是我们知道神经递质如果失调，就会引起躁狂症状，而锂盐会让人情绪稳定下来。

锂盐产生药效大约需要两周时间，这对急性躁狂症患者可能是个问题。在这类情况下，锂盐通常需要与镇静药物一起服用。因为锂会影响肾功能，你需要去验血，以确保血液中的锂含量是安全的。大约 75% 的服用锂盐的患者会出现由锂盐导致的副作用，它们大多是暂时性的，包括口渴加剧、小便增加、腹泻或便秘、呕吐、体重增加、记忆受损、嗜睡、肌肉无力、掉头发、长粉刺、注意力不集中。[2]

稳定情绪的抗惊厥药

由于锂盐产生的药效有滞后性，还有副作用，而且不是对每个患者都有效，现如今，医生治疗躁狂症开的是其他药物，已经不用锂盐了。这些药物也是心境稳定剂，但是它们不是单纯为治疗躁狂抑郁症而生产的；相反，它们最初是用于预防脑损伤后的癫痫病发作。这些药会迅速控制情绪波动，并防止它们再次发生。跟锂盐一样，它们对引起躁狂症的神经递质起作用。（见第5章对神经递质化学物质以及其如何影响大脑的解释。）

2003年，美国食品药品监督管理局批准了第一种抗惊厥药物（或可以被称为抗癫痫发作药物，这类药品通常也用这个名称）拉莫三嗪（Lamictal，利必通），用于治疗双相情感障碍。随后的研究发现，拉莫三嗪在防止抑郁症复发方面比防止躁狂症发作方面效果更好。[3]另一项研究发现，拉莫三嗪对双相情感障碍I型有效，但是对双相情感障碍II型无效。[4]

拉莫三嗪的副作用之一，是用药5天后，可能会出现一种名为中毒性表皮坏死松解症的皮疹。这是一种严重的、非常令人难堪的病症，该病症会使皮肤表层自行脱落。[5]虽然比较罕见，但是会危及生命。幸运的是，现在有其他更新的抗惊厥药，例如丙戊酸钠、卡马西平（得理多）和奥卡西平（曲莱），你的医生可以试试开这些药。（我目前在服用曲莱。）

除了皮疹，抗惊厥药的副作用还可能包括头晕、体重增加、疲乏、恶心和手颤。注意这只是"可能"，并非所有人都会有这些症状。

抗抑郁药

正如夏去冬来，季节更替一样，躁狂症和抑郁症会交替发作。即使正在用心境稳定剂来治疗躁狂症，你仍然可能会陷入抑郁情绪中而无法自拔。因此，为了让自己情绪稳定，你的用药方案中需要加上抗抑郁药。

米兰大学临床医学部精神病学讲席教授、医学博士卡洛斯·阿尔塔穆拉表示："临床医生，尤其是初次接触双相情感障碍 II 型患者的医生，如果不进行跟踪随访，很可能会将这类患者误诊为单相抑郁症。"[6] 开处方时，如果大夫只开抗抑郁药而没有任何心境稳定剂，他们会变成躁狂症患者。[7] 研究人员认为，在自杀人群中，实际上有很多是双相情感障碍 II 型患者，他们服用抗抑郁药物后，抑郁症得到了缓解，但这反而会让他们有这个行为能力去自杀。[8] 2006 年的一项研究也提供了此类证据。对于双相情感障碍 I 型和双相情感障碍 II 型患者，如果他们的药物中不加心境稳定剂，抗抑郁药物在这些患者中诱发躁狂症（AIM）的风险就会大大增加。[9]

抗抑郁药有四类：（通用药名和商品名以及副作用，详情见表 9-1）

☐ 5- 羟色胺重摄取抑制剂。这类药物是有效的，主要是因为药物中的神经化学血清素（5- 羟色胺）会影响人的情绪：药量太少了，你就会抑郁。5- 羟色胺重摄取抑制剂抗抑郁药物，药如其名，血清素一旦被使用，5- 羟色胺重摄取抑制剂就会阻断其再吸收，使其无法到达分泌神经元。此时神经化学物质水平就会明显升高，从而改善人的情绪。5- 羟色胺重摄取抑制剂已经成为双相情感障碍 II 型患者抗抑郁药物的首选。有时候，这种药物会和其他不同类的抗抑郁药一起使用，从而产生更强的药效，类似于晚上睡了一个好觉，第二天早晨起来精力充沛，活力四射的那种效果。我吃了一小剂量氟西汀（百忧解），就是为了能增强我服用的抗抑郁药物丁氨苯丙酮（安非他酮）的药效。

- ☐ 三环类抗抑郁药。顾名思义，是指它的分子结构（三个分子相连）。三环类抗抑郁药的使用比 5- 羟色胺重摄取抑制剂使用要更早一些，但不像 5- 羟色胺重摄取抑制剂那么常用。这类药通常用于治疗抗抑郁药诱发的躁狂症，还用于治疗抑郁和躁狂同时发作造成的并发症（症状表现为：焦虑不安、暴躁易怒、不讲道理）。

- ☐ 单胺氧化酶抑制剂。这类药对血清素失调和去甲肾上腺素都起作用，而大脑中的去甲肾上腺素是与抑郁相关的一种化学物质。单胺氧化酶抑制剂在临床中也会经常使用，但用药时要严格控制饮食，忌食熏制食品，忌食软奶酪，忌喝红酒。

- ☐ 非典型抗抑郁药。它是一种新药，其分子结构与其他药物不同，可以缓解其他抗抑郁药物出现的副作用，比如体重增加、性欲减退。（我每天服用非典型安非他酮或者安非他酮，控制抑郁症发作；为了让安非他酮充分发挥药效，也会服用 5- 羟色胺重摄取抑制剂百忧解。）

如何判断一个人患的是双相情感障碍 II 型还是抑郁症？因为

轻度躁狂症患者发作期短，所以不容易判断。卡洛斯·阿尔塔穆拉博士曾写道："由于（双相情感障碍 II 型）情绪高潮期持续时间较短，患者不太容易察觉到自己的变化，也不会去找精神科医生就诊。"[10] 换言之，这个病很难判断。宾夕法尼亚州匹兹堡精神病学专家、医学博士安德烈亚·法焦利尼认为："轻度躁狂症（躁狂前的兴奋）和重度躁狂症（因抑郁引发的易怒和紧张）二者所表现出来的差异微乎其微。"他认为双相情感障碍 II 型患者会表现出轻度躁狂症患者的愉悦，而单相情感障碍症或抑郁症患者则表现为重度躁狂症状。[11] 他们往往神经紧绷、坐立不安、痛苦不堪，甚至一连好几天既不兴奋也开心不起来。

非典型抗精神病药

非典型抗精神病药是目前最新出现的一类药，对于双相情感障碍 II 型患者，尤其是那些伴有焦虑症的双相情感障碍 II 型患者有一定的疗效。这类药可以稳定患者情绪，不会影响患者的认知功能，而安定和阿蒂凡等抗焦虑药物会影响认知功能。服用非典型抗精神病药也不会让患者产生药物依赖，目前其他任何镇静剂都做不到这一点。

很遗憾，这类药的名称会给服用此药来治疗双相情感障碍 II 型的患者带来不小的麻烦。两年前，我和我丈夫同时申请了长期人寿保险。他顺利通过，而我的申请被拒绝了。为什么呢？并不是因为我患有双相情感障碍 II 型，之前我一直以为是这个问题。后来我才知道是因为我服用了非典型抗精神病药喹硫平（思瑞康），该药也用于精神病患者。好在我的精神科医生非常能干也很有同情心，为此他给保险公司写信并做了解释。他在信中写道，与严重精神疾病患者服用的剂量相比，我服用的这点剂量几乎可以忽略不计。难得的是，保险公司重新做了决定，如今我每年都有权增加1200美元的保费。（我把精神科医生的信保存着，时刻提醒自己我没有疯，我真的没有疯。）

毋庸置疑，喹硫平的确是一种抗精神病药，最开始用于治疗精神分裂症。卡洛斯·阿尔塔穆拉博士是研究喹硫平的先驱，首次将该药用于非适应症患者，即双相情感障碍患者，这曾在医学界和药学界引起了众多争议。正是由于卡洛斯·阿尔塔穆拉博士的努力，现如今喹硫平已经是双相情感障碍患者常用的非典型抗精神病处方药。[12]

这些抗精神病药物通常要与抗惊厥药物一起长期使用。多达90%患有不同程度双相情感障碍的患者会同时服用抗惊厥药和抗精神病药。[13]这两种药治疗双相情感障碍患者的焦虑症状或并发的双相情感障碍和焦虑症效果非常好。[14]

听起来是不是很完美？其实不然。跟其他所有药物一样，这些药也有副作用，比如体重增加、糖尿病发病率会升高。每每看到自己站上体重秤后数字不断飙升，我恨不得赶紧停药。但考虑到这种药的疗效，用药后没那么焦虑也不成瘾，利大于弊，体重增加就不那么重要了。还有一部分人的问题是他们压根儿就没按用药方案服药。试想一下，这些年轻人身处一个"以瘦为美"的世界，他们不遵从医嘱服药正是因为这些青少年和成年人知道服用这些药会导致体重增加。我采访的这些人，有一部分患者最开始是用毒品和酒精来缓解症状甚至是麻痹自己，而不是去吃药。这也是所谓的"自我疗法"即滥用药物在双相情感障碍患者中普遍存在的原因。事实上，卡洛斯·阿尔塔穆拉博士和其他专家的研究表明：药物成瘾已成为双相情感障碍光谱中的一部分了。[15]

抗焦虑药物（苯二氮䓬类药物）

这些药物确实可以减缓大脑活动，出现短时的平静，有助于治疗焦虑症、惊恐症、躁狂症和失眠症。这些药物能有效调节双相情感障碍患者的睡眠，而良好的睡眠对避免躁狂症发作尤为重要。那有没有副作用呢？这类药很容易让人产生药物依赖，甚至上瘾，因此通常情况下服用这种药物不要超过两周。如果你服用抗焦虑药物时间较长，你需要慢慢减少对它的依赖性，避免出现戒断症状。

完全靠药物来治疗这种疾病不是真正意义上的成功。尽管药物是治疗双相情感障碍的重要手段，谈话疗法即心理咨询，再加上健康的生活方式对于治疗也尤为重要。这三种手段三管齐下，会让我们这些双相情感障碍 II 型患者的生活更美好、更健康、更充实。

体重问题

统计数据不会说谎。研究表明在患有双相情感障碍的美国人中，30% 的患者都出现了代谢综合征，这大大增加了罹患心脏病、糖尿病、肥胖以及高胆固醇疾病的风险。[16] 该研究也表明虽然肥胖是全国性问题，但在双相情感障碍患者中表现得尤为突出。[17] 体重增加，实际上这是大脑对非典型抗精神病药物的代谢反应，虽然提倡节食和运动有助于健康，但对于这些患者通常不起作用。

随着科技发展，针对双相情感障碍的治疗，一定会出现更多更好的药物。2003 年美国食品药品监督管理局批准的一种非典型抗精神病药物齐拉西酮，可以降低体重增加和患糖尿病的风险。实际上，很多患者服用该药后，体重确实降下来了。精神病医生、医学博士詹姆斯·韦尔奇曾在新泽西州的里奇伍德和蒙特克莱尔两个城市的诊所出诊，他说："我有个病人服用喹硫平后体重增加了不少，他还患有糖尿病。后来我让他改吃齐拉西酮，几个月后，他体重降下来了，糖尿病也得到了控制。"[18]

_ 第 10 章 _

四处求医：心理治疗

为了真相，冷静客观本身就是一种激情。

——亚伯拉罕·马斯洛

写这一章让我倍感艰难，因为很长时间以来我都求医无果。如今我终于求医有道，除了一位每周必看的心理治疗师，大约每隔 3 个月我还要去看精神科医生，以确保我服用的药物能有疗效。但是在过去的这些年，我的日常生活更像是一场场精心设计的"表演"：出门前需先服一粒药来稳定自己的情绪，当起不来床时就假装自己不在家。我从没想过自己的病情没有改善该怎么办，但是那些心理治疗师应该想过。

如数家珍的经历

在我发现自己之前的丈夫出轨并执意要跟我离婚的时候，一位执业社工塞给我一本《女盥洗室》（这本 20 世纪 70 年代的女性主义畅销书彻底改变了餐厅和酒店女厕的称谓）并告诉我要奋力抗争，可我当时因害怕离开丈夫而不敢，她便气得冲我咆哮。几年后我在泽西购物中心的梅西百货又遇见了这位社工，她说那一次我深深伤害了她。

后来一位心理医生告诉我"大多数父母都是凡夫俗子，没什么特别的"。因为我的父亲突然过早离世，这个创伤让我的焦虑倍增，如今听到医生这番话，我更加焦虑。我辜负了父母的期望。

20 世纪 70 年代末期，人们抽大麻像喝饮料一样随意。为了融入同事们的圈子，有次聚会我斗胆抽了点印度大麻，结果兴奋得糗态百出（所有人都在笑话我，我出现了幽闭恐惧症，我看见的每个人都要么长了六只眼睛要么长了两个脑袋）。自从那次吸食完毒品之后，很长一段时间内，我都无法从妄想症里走出来，无法摆脱那种被囚禁的可怕感觉。有大约半年的时间我只喝瓶装水。上面提到的这位心理医生（可能他的父母也很普通）没有在意我的恐惧，认为我只是焦虑而已。他给我开了锂盐就此了事。

类似这样的经历持续了 30 多年。心理医生无可奈何地摇摇头，对我说："抱歉，我实在帮不了你。"之后在门诊我还看过一位心理医生，他竟然勒令我离开医院，就在那年我遭受了重大打击（几位家人相继离世，包括我经过两年不孕治疗好不容易怀上的一对双胞胎）。还有一次在一家医学院附属医院，一个研究生和一个实习医生对着一份问卷足足拷问了我 3 个小时。当我大声哭叫着希望他们停止提出这些没完没了的问题时，他们却非常生气地说："这是你来看免费门诊的代价啊。"实习医生边说边递给我一盒纸巾。

最奇葩的一次经历是，尽管我一周只能喝一两杯红酒，但有位心理治疗师坚持认为我有酗酒的不良嗜好，她让我每隔两周来看病时必须填写一份调查问卷。我想她当时正在完成她的博士论文，但我也不太确定，两个月后我再没去找过那个医生。

遍寻良医

没错，当时的那些医生都没有帮到我，一方面是因为诊断知识的匮乏，另一方面是他们将我的症状误诊为焦虑症或者抑郁症。但在这样一个勇敢有为的新社会中，寻找一位良医比过去容易很多，尤其在网络的助力下开展研究更加容易。幸运的是，越来越多的心理医生和精神科医生认识到双相情感障碍 II 型是一种不容小觑的精神障碍疾病，所以当一位抑郁患者前来就医时，这些医生可能会对患者的各种症状进行多方考虑后才做出诊断。

心理治疗师的才能在准确诊断、治愈疾病时非常关键。几乎每项研究都表明，药物治疗与心理治疗相结合去治疗双相情感障碍 II 型效果更佳。

我不是唯一一个和无数心理治疗师打过交道的患者。和我交流过的每个患者，包括最近遇到的这位患者也是看过了一个又一个心理治疗师。他们花费 8 年时间才碰到一位能准确判断他们症状的心理治疗师，有的患者等待时间比我的 30 多年还要长。大多数情况下，患者都是在服药、心理治疗等所有方法屡试无果后才被确诊为这种病。

甚至连我现在的心理治疗师，我称她为我的"安妮·沙利文"老师（安妮·沙利文将失明的海伦·凯勒带进了光明世界），花了 7 年时间都没有诊断出我得的是双相情感障碍 II 型，我们共同治疗我的焦虑症和抑郁症，然而她从未将这些症状综合起来进行诊断。

如果你觉得自己可能受双相情感障碍 II 型困扰，我建议你尽快去看专家。在初次就诊前，花一周时间记录每日的情绪，花点时间想想你的过去：有没有轻度躁狂的经历？小时候有没有特别焦虑的经历？

你随时可以求助——随着对双相情感障碍 II 型的全新认识，与我先前的经历相比，找到一位优秀的心理治疗师已经容易很多了。

我碰到过一位叫朱莉娅的患者。我采访她时，她还没有被诊断为双相情感障碍 II 型，是她偶然在网上发现那些症状似乎与自己的症状很相似，于是她立刻冲出家门买了好几本有关双相情感障碍的自助书籍，我们碰面时她带来了这些书。

"你读过这些书吗？"她问我。"这些症状是不是和我的很像？"患上双相情感障碍这个疾病吓得她不敢去看专家，是她丈夫和成年子女鼓励她去看病的。即便是在诊室里，面对经验丰富的心理专家，她也拒绝承认自己得了这种病。她不想服用任何药物，因为觉得自己情况还好而且也算正常。没错，她有过抑郁。好吧，她确实曾经连续数周躺在床上起不来。真的，她有时感到自己精力太旺盛了，所以会在凌晨一点打扫房间。她还会拽着孩子去购物中心刷爆自己的信用卡；去超市购物，她的购物车里会堆满自己从不会使用的物品；她很焦虑，喜怒无常，冲家人大喊大叫。但是这种兴奋让她感觉如此美妙，直到病情到了一发不可收拾的境地。不幸的是，朱莉娅始终拒绝承认自己有什么情感障碍问题——尽管她最初的医生推荐她去心理治疗师那里就诊。很讽刺，朱莉娅与其说是被误诊，不如说是她自己完全拒绝接受这种病。假如她在症状严重时去就诊了，也许就不会再受那么多焦虑之苦，也许现在她可以过得更好。然而，她就这样一直生活在恐惧之中，每天变得越来越爱生气，越来越喜怒无常。

可以选择的心理治疗师

有大批健康护理人员可以帮到你，选择咨询的类型取决于你的医保条款，而非取决于你的特殊喜好。以下是一些常见的其他类型的心理治疗师。请记住，判断一位心理治疗师是否适合你，要看他（她）有没有经验，跟你有没有共同语言，不是看他（她）是哪类心理治疗师。

精神科医生。这类医生毕业于医学院并获得精神科住院医师资格。他（她）可以为病人开药，这也是为什么有很多病人，包括我自己在内既找心理治疗师也找精神科专家看病的原因。

门诊心理医生。这类专业人员拥有心理学博士学位。在过去，大多数门诊心理医生都信奉弗洛伊德式学说，想象当年看病的场景：病人躺在沙发上倾诉，医生则在一旁做记录。今天的门诊心理医生借助其他治疗工具帮助患者诊断，他们不再采用弗洛伊德时期的强化疗法。大多数医生会采取折中的办法，兼收并蓄、博采众长，从其他医生那里吸取一些有益的疗法，帮助病人更好应对目前的病痛。

执业社工。他（她）有心理学硕士学位。执业社工和门诊心理医生的唯一区别是受教育年限有差异。

精神科护士。这是指能够为病人实施治疗的注册护士，他（她）也是保险公司的主要联系人。

寻找适合你的心理治疗师

心理治疗应建立在良好的医患关系之上。作为病人，你的心理治疗师一定要让你感到舒服，而且你很信任他（她）。那么你怎样才能找到心仪的心理治疗师呢？试着问一问：

☐ 你的朋友。你的朋友圈里有没有人得到过某位心理治疗师的帮助？

- [ ] 你的首位医生。这样做的好处是他（她）推荐的心理治疗师可能在网络体系内提供服务，而你的医保正好涵盖这项服务。

- [ ] 你的精神科医生。可能还没等你开口问，他（她）就会告诉你他（她）推荐的心理治疗师的名字。

- [ ] 互助组成员。你认识患有双相情感障碍的病人吗？如果有，他们很可能会让你结识更多患者。

- [ ] 当地医院。当地有双相情感障碍研究中心自然很好，但如果你所在的社区医院没有专门治疗该病的科室，至少他们会提供心理治疗师的电话让你联系。

- [ ] 专业组织。你的精神科医生有没有推荐特别的疗法？如果有，那么就去网上寻找当地心理治疗师的名单。如果你只是想找那些独立医师，可以登录心理学协会网址，寻找当地有会员资格的心理治疗师。

- [ ] 最重要的是，不要被动等待。如果你不喜欢某位心理治疗师或者和他（她）没有共鸣，那就果断离开。你也可以亲自拜访心理治疗师，他们不仅希望和你面谈，而且也想看看能否给你提供帮助。

非"沙发式"的心理治疗方法

在如今快节奏的世界，很少有人能享受到传统精神分析的治疗了。那种疗法意味着你一周要见心理治疗师好几次，意识流般地侃侃而谈——关于你的过去、感受和想法。事实上，心理治疗师本人也很少使用这种方法。然而当我们许多人一想到去看心理医生，眼前就会浮现出自己躺在沙发上谈论着父母，心理治疗师本人则坐在一边快速记笔记的场景。

现在的心理治疗，或者心理社交管理完全是另一回事，你连沙发都看不到。它主要立足当下并采取融合各种技术的疗法来帮助你改变感受和态度。疗程可长可短，这取决于你的需求、财务状况和保险条款。

谈话疗法真的有帮助吗？简而言之，有帮助。好几项研究表明，如果用药的同时辅之以心理社交治疗会带来以下好处：

☐ 发病间隔时间变长
☐ 住院需求减少
☐ 病情复发风险降低
☐ 一以贯之坚持治疗方案[1]

双相情感障碍使我们更容易受到生活变迁的影响。由于社会帮扶不足，家人对这个疾病的抗拒，还有我们生活中经历的大事——从失业到结婚，所有这些都是引发双相情感障碍的诱因。[2]我们也许会通过酗酒或者吸毒来进行自我疗愈，或者干脆停止服药，反正也没人在意。我们可能会对人恶语相向，以至于出现更多不友好的场面，导致更多人产生抗拒，甚至还让我们找个"理由"自杀。因此心理治疗能帮助我们重回正轨。

更多证据显示：2007 年《纽约时报》报道称，根据《普通精

双相情感障碍 II 型

神科学文献》里的一项研究发现，长达 9 个月的心理治疗对缓解双相情感障碍患者的抑郁症状的效果比单纯药物治疗的效果要好得多。事实上，药物治疗的效果非常有限。[3]

心理社交管理方法对双相情感障碍 II 型患者的治疗效果远远好于对双相情感障碍 I 型患者的治疗效果。药物治疗对双相情感障碍 I 型患者至关重要，这是可以调节他们病情的唯一方法。尽管心理治疗对其有帮助，但药物是关键。尽管双相情感障碍 II 型患者也要服药，但心理治疗可以有效帮助患者调节自己的情绪和能量，而且，如果个人管理生活的能力变得越来越强，你吃的药就会越来越少。

在美国，心理治疗要花多少钱？

很显然，治疗费用会因医保公司的不同而不同，通常由保险公司一个独立的部门来负责处理精神健康疾病的治疗费用。大多数保单会按照一年 20 个疗程，每个疗程 100~125 美元进行支付。患者在每个疗程还能享受医疗免赔额，因此这 20 个疗程里的大部分疗程无须全额支付。

国会最近通过了一条新的法律，等待总统批复或者否决。该法律规定将某些类型的精神障碍疾病，与糖尿病和心血管疾病一样，都归为同一类即器质性疾病。这些所谓的器质性疾病包括临床抑郁症、精神分裂症、轻度自闭症以及双相情感障碍。这些精神障碍疾病归为器质性疾病后，将不再受精神疾病医保的限制。

一般来讲，心理治疗师的受教育程度越高，他的收费就会越高。很多心理治疗师都有一个收费比例标准，根据患者的经济条件，收费也会上下浮动。

目前用于治疗双相情感障碍 II 型的基本心理疗法有三种。有些心理治疗师在治疗时会从三种疗法中各取所需，有些则严格遵循一种疗法。哪种疗法是对的呢？这些做法都对。如果心理治疗师让你的病情好转，如果你发现自己的情绪平稳，那就无所谓他使用单一疗法还是集各家所长。治疗有效就说明疗法得当。（请注意，以下情况仅供参考，只有你和医生才能决定何种治疗对你有效。）

精力旺盛

由阿萨纳西奥斯·可可普洛斯博士带领的研究团队将能量研究列入对双相情感障碍的研究中，他们认为双相情感障碍更像能量障碍，而不是情绪障碍。例如你在感到精力旺盛的同时也会感到抑郁。你情绪激动，无法专心，而且语速极快。你的状态不够稳定，甚至可能有些轻度躁狂，但你还是深感抑郁。[4]

自我调整，即人际社交节奏治疗（ISRT）

人际社交节奏治疗是一种心理和行为治疗的综合疗法。它通过一对一或者人际关系的心理治疗来提高患者的日常生活的规律性。尽管有证据表明人际社交节奏疗法对那些同时服药的双相情感障碍II型患者有效[5]，但是对不服药的同类患者有没有效果，研究者最近才开始评估。匹兹堡大学西部精神病学研究所精神病学系的霍莉·A. 斯沃茨博士告诉我："双相情感障碍II型本身的严重程度各不相同。"她目前正在研究，在没有药物治疗的情况下，能否只用人际社交节奏疗法来治疗双相情感障碍II型患者。[6]

人际社交节奏疗法的目的是帮你做到以下几点：

□ 稳定日常生活和作息规律。

□ 确定、跟踪并最终预防情绪波动。

□ 缓解与双相情感障碍症状相关的痛苦：由疾病带来的悲伤、角色反转、工作不便、个人受限等问题。

□ 自学了解这个疾病。

人际社交节奏疗法有效果吗？研究表明这种方法用来维持治疗最有效果，因为可以有效防止疾病的反复发作。[7]另外，如果与家庭心理治疗[8]相结合，或者作为药理治疗[9]的辅助手段也是有效果的。斯沃茨博士还发现这种治疗对以下几个问题也很有帮助——

自命不凡和自我优越问题。双相情感障碍II型患者自我优越感强，总觉得自己所向披靡。例如卡尔写了一篇音乐会评论，花了9个小时寄给朋友和同事。一位中层经理人杰夫认为自己有权和首席执行官坐在一起参加会议，而当自己的要求被拒绝时就无比烦恼。

情绪调整问题。双相情感障碍 II 型患者经常会极度紧张，正面和负面情绪兼有，他们常常对自己的情绪变化无所适从。

药物滥用问题。双相情感障碍患者通常在患病 5 年后开始使用酒精或者其他药物进行自我治疗，人际社交节奏疗法可以帮助患者减轻自我疗法的不适感。

在认清轻度躁狂症发作的严重程度方面存在问题。塞缪尔起初感觉不错，很有成效，工作生活按部就班，井然有序。当他收到一张超速罚单时，他很惊讶：他觉得自己也就开了每小时 65 英里的速度，但实际上他的车速远远超过了每小时 100 英里。回想自己最近几次轻躁狂的发作以及过去的几次发作，患者能清楚地认识到自己患上了轻度躁狂症，而且后面随时有可能会抑郁。

轻度躁狂或抑郁发作一结束就不记得有过这些发作经历。斯沃茨博士见过很多患者，他们一旦走出抑郁，就会说这是"偶发症状"，认为自己一向都非常积极乐观。她也见过抑郁的病人，他们甚至想象不出自己有过快乐的感觉。人际社交节奏疗法帮助患者明白自己出了问题，有情绪的上下波动，为避免重蹈覆辙，他们必须不断调整睡眠和生活方式。[10]

立足现实，即认知行为疗法（CBT）

该疗法的基本目标是帮助双相情感障碍 II 型患者使用自我

监控方法识别各种情感、想法和行为之间的关系以及它们之间的相互影响。认知行为疗法通常比其他疗法的疗程短，主要利用逻辑思维克服焦虑或者缓解抑郁情绪。在治疗双相情感障碍 II 型的过程中，这是一种被研究最多的心理治疗方法，而且大部分研究结果都是积极的。[11] 并且，如果患者在患病早期就使用这种治疗会产生更大的影响。[12]（因此，对于那些患有双相情感障碍 II 型多年但自己并不知情的患者，这个疗法可能没那么有效。）认知行为疗法一般不单独使用，相反，这个疗法只是为了增强药物疗效。

我们不妨举个例子来描述认知行为疗法：艾米一直以来都志得意满，因为在工作上经常受到各种赞誉，这让她觉得自己无所不能。但因某个小错受到上司指责时，她高涨的情绪就像一只爆炸的气球一样顷刻间消失了。她变得焦虑紧张，她总觉得自己要被解雇了，这个问题一直困扰着她。最终她抑郁了。

一位受过认知行为疗法专业训练的治疗师会帮助艾米将其抑郁过程分解成以下 5 个部分：

☐ 事件来由。志得意满的艾米受到老板批评。

☐ 思想观点。这只是刚刚开始，被炒鱿鱼是下一步。

☐ 情绪感受。艾米感觉自己是个什么也做不好的失败者。

☐ 身体状况。艾米胃痛，她觉得自己好像得了流感。

☐ 行为后果。回家后还在纠结自己的失误，导致自己还会出错。

很显然，艾米对自己的处境做出的反应对病情的缓解非但没有帮助，反而适得其反。她过度的信念使这一切很快转为了焦虑，并最终变成了抑郁。

心理治疗师会帮助艾米找到将负面反应变成积极反应的方法：

- ☐ 事件来由。志得意满的艾米受到老板批评。
- ☐ 思想观点。艾米虽然犯了错，但只是个小错误。
- ☐ 情绪感受。艾米虽然犯了错，让自己不满意，但她并不为此感到纠结，这不是什么大事。
- ☐ 身体状况。艾米没有感到不适，一切正常。
- ☐ 行为后果。继续工作，避免再犯同类错误。

在同样的情形下，艾米只需换个角度思考问题，她的感受和行动就会大不一样。

认知行为疗法也可以帮助双相情感障碍 II 型患者重构不切实际的想法（"我不能失败……我坚不可摧……只要我肯冒险一切皆有可能"），避免一步步走向躁狂症的边缘。

通过写日记以及配合心理治疗师的治疗这两种方式，你可以将自己的不利处境一一化解，避免陷入情绪的大起大落——既不会一步步跌落低谷，也不会突然间高亢兴奋。

循序渐进

双相情感障碍系统治疗强化项目（简称 STEP-BD）由加

里·萨克斯博士创立，他的研究团队在马萨诸塞总医院做该研究项目，确定双相情感障碍不同疗法的有效性，从而建立起一个可供医护人员使用的标准。有223名临床医师参加了正在进行的培训项目。早期研究结果（62.7%）显示：对该病无法进行准确的诊断评估是成功治疗的最大障碍。[13] 该项目希望通过创建常见疾病管理系统来改变这种状况。该系统包括：病人每次就诊都要建档；根据病人病史、当前的症状表现以及所有医护人员现有的研究证据，让病人在各种治疗方案中做出选择；商定一套临床医师和病人都愿意尝试的治疗方案。

完整交际圈：以家庭为核心的心理治疗（FFT）

双相情感障碍 II 型就发生在我们身边，它不仅会影响你，也会影响你身边的人——你的家人、配偶、重要的人还有你的朋友。以家庭为核心的心理治疗凝聚众人之力，共同了解双相情感障碍 II 型患者需要什么样的交流、支持与理解，以便控制这种疾病的发作。家庭治疗通常需要21个疗程，每个疗程1小时，主要内容包括：

心理教育。自我提高始于教育。为了提供支持，增进理解，你的家人必须了解你的病情。心理教育通常包括疾病复发训练，这样患者的家人可以识别躁狂症或者抑郁症的早期迹象以便尽早干预而不会贻误时机。

强化沟通。家有患者，永无宁日。可能你会焦躁、愤怒，有抵触情绪——换句话说，患上了功能障碍。这种强化沟通的方式有助于家庭成员判断自己的做法是否具有负面影响，还可以鼓励家人了解这种疾病并表达对疾病的看法。这个方法让你和家人学会如何主动倾听，如何给出积极反馈，如何提出合理要求并改变自己的行为（尖叫通常不起作用），还有如何心平气和地提出一些建设性的批评意见。

解决问题。 由于你患有双相情感障碍，这就意味着你和你的家人都要面临一些更为具体的问题，包括经济困难，比如你无法工作失业了怎么办。也可能是社交问题，因为双相情感障碍患者很难识别各种情绪的微妙变化，不知不觉就越了界。还可能是找工作这样的专业问题，因为你需要另谋出路。[14]

家庭疗法的最终目标是传授有效解决问题的技巧，恢复往日的家庭和谐，帮助你坚持遵行治疗方案，尽可能避免疾病复发。研究表明，该疗法与药物治疗、个人治疗相结合，这会是一种行之有效的治疗方法。

还需要其他替代药物吗？

有些补充剂对治疗双相情感障碍有作用，有些则不起作用。下面是一些比较流行的替代方案的真实情况。请注意！补充药物永远不能代替传统药物，只是作为补充而已。一定让你的医生知道你是否服用过一些替代药，还有之前大夫给你开过哪些处方药。

一定要先核实清楚这些情况，确保自己没有健康风险。[15]

补充药物和一般药物

ω-3 不饱和脂肪酸（Omega-3 fatty acids）在保持神经细胞健康方面有重要作用。虽然还没有研究明确表明这种不饱和脂肪酸可以延长双相情感障碍康复期，但是伯明翰和波士顿妇女医院的一项初步研究已证实了这一点。[16]让我们拭目以待。

膳食补充剂（EMPowerplus）是维生素、矿物质、氨基酸和草药的混合营养剂，这种营养剂颇受双相情感障碍患者青睐。但是还没有研究证明它有助于治疗双相情感障碍，反而有证据表明它可能有害。加拿大发布了对该补充剂的预警：因为服用它会导致患者精神错乱、焦虑不安，产生恐惧感和幻觉，甚至导致恶性淋巴瘤。受害者都是将标准药物和膳食补充剂一起服用后出现的这种不良后果。[17]

贯叶连翘（St.John's Wort）是一种中草药，作为一种治疗轻度抑郁症的天然药物已初见成效。至于双相情感障碍，好像不太可能用它来治疗，因为已经发现有双相情感障碍患者服用它以后引发了躁狂症。

复合维生素 B（B complex）。有研究发现如果身体缺维生素 B_{12} 或者叶酸，可能会引发抑郁症。有些研究也表明服用大剂量叶酸可能有助于锂盐发挥作用。如果你想补维生素 B，最好就服用复合维生素 B。因为首先，复合药物的药效更强。其次，服用过量叶酸会损坏神经。

左旋色氨酸（L-tryptophan）转化为血清素，这种化学物质导致我们出现各种情绪。有研究表明它能使锂盐发挥作用，还能治疗躁狂症。1990 年，全美范围内曾召回该补充剂，是因为该药可能致使 1500 人患上了一种叫作嗜酸性粒细胞增多性肌痛综合征（eosinophilia-myalgia syndrome，EMS）的罕见致命疾病。到底谁是罪魁祸首，是制造商还是补充药物本身，没有人知道，反正你最好还是从感恩节火鸡里获取这种营养物质吧。

塞润妮缇（Serenity）是非处方药锂盐的商标名。这药有效果吗？根据 33 年前的一项研究发现，它有一定效果。但既然锂盐本身就是一种天然药物，何必又去服用其他未必有效果的药物呢？[18]

辅助疗法

磁场疗法源于人体因电磁失衡而导致心理障碍的说法。患有精神疾病的人，其中枢神经的脑电流会上升。如果巧妙使用置入式负极磁铁来对冲身体的正极，这套程序应该会改善精神出现的状况。目前，针对该疗法是否有效的调查研究还没有。

阿育吠陀医学的蛇形萝芙木（Ayurvedic medicine's rauwolfia serpentine）是一种在印度国内及其他国家使用的草药，用来治疗精神疾病，但也可能导致更加严重的抑郁症。

颅骶疗法（Craniosacral therapy）源于这样一种说法，人除了呼吸和心跳有节奏，流经脊柱和大脑的脑脊髓液也是有节奏的。当压力袭来，大脑就会失衡，而颅骶心理治疗师会通过触摸来缓解这种压力。目前还没有研究能证明这种疗法有效果。

针灸是一种日渐成为主流的有效疗法，可以治疗包括肥胖、痤疮、滥用药物甚至是精神错乱在内的所有疾病。做法是沿着身体的经络扎针以平衡内分泌，起到缓解压力、稳定情绪和减轻抑郁的作用。目前正在进行临床试验，以确定其对治疗双相情感障碍是否有效。[19]

生物反馈测量你身体的自主功能，例如血压、心跳和肌张力，再将结果发给你。了解了这些自主的身体机制，你就能控制这些机制，从而缓解焦虑和抑郁。

催眠。催眠曾经是魔术师的拿手戏，现在成了戒烟、减肥和恢复平静的有效疗法。它对治疗双相情感障碍有帮助？因为身体内部的松弛状态可以缓解压力，所以身体里的化学物质将会改变，焦虑症状也会减轻。

费登奎斯身体扫描法（The Feldenkrais Method）是与自我形象有关的疗法。人体动作的产生应该来自个人意识和看法，自我形象差就会导致动作无力，连呼气吸气都无力，继而会影响身体发挥功能。抚摸身体的某些特定部位会改善人的动作，继而改善身体功能。这种方法常常被用来减轻压力。

与我交流过的一些没有进行心理治疗的患者，他们要么是最近才放弃了心理治疗，要么仅仅依靠精神科医生和服用各种药物。其他一些患者则加入了团体治疗并组建了互助小组。还有一些患者坚持找心理治疗师对他们进行每周或者每两周一次的一对一治疗，他们也会去看精神科医生。患者治疗方式的选择能反映出他们的治疗费用、医保条款以及方便看病的时间这些情况。心理治疗需要坚持下去，服药也同样如此。心理治疗加上药物治疗能帮助你战胜病症并防止复发，这一点我深有体会。

_ 第 11 章 _

与双相情感障碍 II 型和谐共处：为健康做选择

最完美的恢复活力的方式，莫过于挑个晴好的

日子坐在树荫下看看草木葳蕤，满目青翠。

——简·奥斯汀

　　凯茜是那种喜欢提早规划圣诞假期的人，她想给所有的熟人买礼物，除了家人和亲朋好友，还有给她看病的牙医和其他医生、她朋友的父母、药店里的药剂师以及给她加油的师傅，她都要送礼物。某个购买季她花了将近 1 000 美元购买礼物，所有的花销照单全收。她觉得自己肯定付得起这笔钱，没有任何问题，可到了结账的时候，她傻眼了，除非天上掉馅饼，邮箱里收到一张支票或者中个彩票，否则她付不起这笔钱。她还相信朋友们肯定在为她筹划一场晚会，因为她人缘太好了——只不过还在对她"保密"而已。

在参加了一个激发活力的生活辅导班后，凯茜被诊断为双相情感障碍。为期两天的辅导结束时，她发现自己兴奋得超乎寻常，三天都不睡觉，而且有种人人爱她、她也爱人人的愉悦感。"我感到这世界是一片美丽的乐园，我去过的楼房和饭店看起来奇幻而又神秘，好像我穿越回了过去但又好似在天堂。我觉得自己无所不能、浑身有劲，倍感安全。"然而一切很快又变了，凯茜不想起床了。

如今凯茜的双相情感障碍 II 型已被确诊，病情得到了控制。然而她发现自己总是特别担心情绪失控，这也是她最初不愿做瑜伽的原因，因为瑜伽会让她觉得"无拘无束"。确诊前凯茜是一名演员，扮演着那些充满戏剧性的角色，那些身处不安与痛苦的女性角色。因为担心表演或者无休止的排练会导致自己疾病发作，她决定换一种活法。如今她在研究生院学习，获得了平均学分绩点 4.0 的优异成绩，这是她多年前就想做的事情，现在终于得偿所愿。

那么凯茜是用什么办法让自己的病情平稳下来的呢？她重新开始做瑜伽，保持轻松及适量的"挑战与放松"。她定期去看皮肤科医生，还和私人教练制定出了一套方法，以消除因服用药物引起的体重增加和痤疮等副作用。

"对生活中的某些人，我必须学会放手，"她在给我的信中写道，"一位给我看病多年的营养师告诫我要摆脱那些药物，我也知道自己无须听她的建议。起初劝自己坚持服药就不容易，与那些劝我不要坚持服药的人在一起对我没什么好处。"

为了深入了解这种疾病，凯茜阅读了很多关于双相情感障碍的书，包括凯·雷德菲尔德·杰米森的畅销作品《躁郁之心：我与躁郁症共处的30年》（*An Unquiet Mind*），以及简·波莉的《空中笔记：出人意料的生活》（*Skywriting*）。

———————

乔纳患上的双相情感障碍影响了他的职业生涯。"我得自谋职业了，"他说道，"我无法想象要去满足一位守旧老板的所有工作要求。"乔纳的症状初显的10年后，也就是在确诊前，他变得越来越执迷，整晚整晚给朋友和同事发邮件。"我不吃不喝，基本上不如厕，整整9个小时待在电脑前。"他性欲旺盛，总想做爱，为了满足性欲，他连妓女都找。

然而乔纳并未寻求帮助，直到在工作中暴跳如雷不能自控时他才意识到自己出了问题。听到诊断结果后乔纳反而释然了。"我对自己的生活如此放纵如此不负责任是有原因的。"乔纳明白是药物让他平稳下来，改变他的还有那些生活方式：不过量食用糖、巧克力和咖啡因——甚至连无咖啡因的咖啡都不喝，因为里面含有微量的咖啡因。他不喝酒、不抽烟、不吸毒。尽管有时强迫自己去健身馆锻炼很艰难，他还是尽可能定期参加锻炼。控制饮食加上体育锻炼抑制了他的双相情感障碍的发作。

他经常选择不去参加朋友们的社交活动，因为他觉得在那个夜晚没法与别人交流。"就是最近的事情，我有一张70美元的戏票，本来打算和朋友们一起去看戏，可是突然间就假装自己生病不去了，我就是觉得自己应付不来朋友和各种人群，甚至连走出去这件事都应付不来。"说"不"对我们这些患有双相情感障碍的人来说也是健康生活方式的一部分。

他讨厌被生活约束吗？乔纳说："是的，我也想随心所欲地去做任何我想做的事情，只是代价太大了。保持平稳镇定总比喝一杯星巴克拿铁咖啡更重要吧。"

————————

如果找个词来形容罗谢勒，应该是"活力四射"这个词，她就是这样描述自己的。她活泼快乐，拥有美好的童年。她的父母感情很好，她与弟弟也很亲密。她生活在一条绿树成荫的郊区大道旁，总是和小朋友们在道路中间玩耍。她喜欢上学而且成绩不错。所以当听说她患上双相情感障碍Ⅱ型时，大家着实吃了一惊。没错，她一向极其敏感，遇到事她比家里任何人都紧张，家人认为她只是小题大做而已。

罗谢勒大学毕业后开始经历人生变故。她获得了曼哈顿一家出版公司的入门级工作，开始一切都很顺利，她还学习了与图书相关的实操业务。后来她遇见了萨米，用她自己的话来说，她对萨米"一见倾心"。萨米在佛蒙特学院谋得教授的工作，希望罗谢勒跟他一起来佛蒙特。罗谢勒没有丝毫犹豫就放弃了工作，告别了朋友和家人，搬到新英格兰和男友同住——结果男友却抛弃了她。

分手的痛苦影响了她生活的方方面面。她不再去新英格兰的那家报社工作，也不再外出办事或者走亲访友，她甚至不出门了……在所有人看来，她只是抑郁了，仅此而已。她不起床、不洗澡，天天吃夹馅面包和薯条。她之所以变成这样就是因为男友离开了她。

当罗谢勒首次求医时，治疗师给她开了抗抑郁药。但是这药让她异常兴奋，恨不得天天手舞足蹈。她不再需要男友，也不再需要工作，她很快会有另一份工作，那就是当个作家，因为她以前总想写东西。

接到退租通知时她惊呆了，这才意识到自己已经很长时间没有支付各种账单了。她还经历了一连串的一夜情，这是她在曼哈顿从不曾做过的事情。

罗谢勒知道自己出了问题，就给家里打了电话。她不再吃抗抑郁药，这让她更加不堪一击，内心无比脆弱和焦虑，好在她有家可回。她最终被确诊为双相情感障碍 II 型。

如今，罗谢勒恢复了正常而且情况很好。她按时服药，哪怕这些药让她长胖了。"只要我注意饮食体重就会降下来。"她告诉我说。罗谢勒改善最多的就是自己的睡眠，无论是不是工作日，她都晚上 10 点上床睡觉，早上 8 点起床。"我虽然错过了一些聚会，但朋友们理解我、支持我，他们知道我需要早睡以保持身心健康。"

这三个患者的故事各不相同，但他们的健康选择殊途同归，即饮食健康、坚持锻炼、按时睡觉。

服药和心理治疗对抑制病情复发、保持平稳状态至关重要。但如果你不改变生活方式，这些治疗就不会那么有效。睡眠太少，躁狂症就会趁虚而入；工作逼得太紧，你就会顶不住压力，导致躁狂症；吃垃圾食品，你要么陷入抑郁状态，要么患上因食糖引发的躁狂症。

明白什么是健康生活并不困难。我们都知道睡眠、锻炼和健康饮食能提高我们的生活质量，延长寿命。并且，对双相情感障碍 II 型患者来说还有一个好处，就是能够保持平稳的心态。

要稳定情绪，保持平稳和坚强的心态，光靠药物和心理治疗是不够的。除了每天服用的药丸，生活方式也同样很重要。

偶尔睡一小觉

一宿的良好睡眠不仅让你神清气爽、充满活力，而且还让大脑中的血清素和去甲肾上腺素等化学物质得到恢复，并且让你在第二天承担繁重工作前身体得到充分休息。研究者还发现，夜间睡眠使大脑有机会组织和储存白天接收的信息，记忆就是这样产生的。[1]

如果想治疗双相情感障碍，你就得善待睡眠：不少睡，也不多睡。昼夜节律，即调节我们一天中何时困倦何时清醒的内部生物钟，组成生物钟的基因也一直与双相情感障碍密切相关。研究者在白鼠身上观察了这种"生物钟"基因的效果，发现白鼠有以下躁狂表现：过度活跃，无法入睡，或者不怎么睡眠，对刺激物极度敏感。给同一批白鼠注射锂盐后，它们就会镇定下来，恢复了不停咀嚼、到处乱窜的生活状态。[2] 进一步研究还证实了这样一个发现，那就是锂盐改变了生物钟，抑制了那些影响生物钟保持规律的基因。[3]

睡眠是情绪的晴雨表。如果你睡不着觉，或者睡眠太少，你可能就会陷入躁狂状态；如果你睡得太多，也可能会抑郁。调整睡眠，保持每晚 7 个或者 8 个小时睡眠，这是消除病症的最佳方法。也许你不是一个贪睡虫，但午夜前不睡觉可能会引发躁狂症。（如果你是个夜猫子也还好，那就把你的作息时间调整为凌晨 2 点入睡，早晨 9 点再起床。）

睡个好觉

这里借用了几条美国国家睡眠基金会的睡眠小贴士，帮助你拥有良好睡眠。[4]

1. 坚持每周使用睡眠作息表，周末两天也不例外。

2. 入睡前养成做放松活动的习惯，例如浸泡在热浴缸里（加点薰衣草精油会使你更加放松）或者听一听轻音乐。

3. 将睡眠环境布置得平静宜人：没有光线，凉爽、安静、舒适、干净。

4. 确保你的垫子、床单和枕头舒服又暖心。

5. 除了作为睡觉和性生活的场所，你的卧室不做任何他用。

6. 入睡前两三个小时禁食。

7. 定期锻炼——但不要在入睡前锻炼。

8. 杜绝咖啡因，不要饮用咖啡、茶以及各种饮料，甚至巧克力饮料。

9. 不要抽烟：烟里的尼古丁对身体有刺激作用，会诱发健康风险。

10. 入睡前不要饮酒。戴睡帽会让你睡不踏实。

把作息时间排进日程表

"按时作息好无聊，可一旦日程被打乱，我就会出问题。"

"早睡早起，按时睡觉、吃饭、回家和锻炼，每一步我都知道要做什么，这让我的焦虑程度直线下降。"

"如果有特殊的事情，例如参加婚礼或者聚会，我就把它们写在日程表上来提前计划。尽管我的日程安排有所变化，但我知道每一步要做什么。"

"有时朋友们哄着我小小放纵一把，我就会想到不规律作息的后果，这一切都不值得。"

这些话都来自双相情感障碍 II 型患者之口。长期患病让他们知道自己的生活作息需要尽可能有规律。规律作息是你能给自己的最有效的自我保健预防措施。按时睡觉、吃饭、工作、锻炼，还有放松和娱乐，都有助于缓解焦虑，能让你感觉强大和镇静。

对双相情感障碍患者来说，突如其来的并不总是令人惊喜的聚会，反而会是让你倍感紧张、焦虑和躁狂的风险。

为了制订一套可行的作息计划，不妨观察自己一周的活动，将不同时间段和活动形式记录在便签上。一周后，你就能看见以下内容：我凌晨 1 点睡觉；我喜欢在晚上 8 点吃晚餐；我准备早上 9 点出门；我喜欢在晚 8 点至 11 点看电视。

掌握了自己在特定时间段的活动内容，就可以制定一周日程并尽最大努力坚持下去。如果在规定时间内你做一种或两种活动有难度，那就重新安排日程直到适合自己为止。

史泰博文具百货及其他文具店都出售预约日历，如果你愿意，也可以复制本书附录 A 中的空白日程表，这是我为自己设计的。我发现很难找到没有年份的日程表，所以就自创了一个。你也可以从网上或者用 Excel 做个空白日程表，可以将其下载到你的掌上电脑或者手机里。

节食和锻炼：重中之重

这些话我们都听过一千遍了：多吃水果和蔬菜；吃全麦食物不吃精面；远离红肉和饱和脂肪；参加锻炼就要保证一周至少锻炼 5 次，每次 30 分钟。改变生活方式有助于降低与双相情感障碍 II 型有关的压力，能让你保持平稳心态。

我知道这些话听多了，就没啥意义了。这些话不能激励我坚持健康饮食和健身计划。

但确实有一些其他原因让我的身材"笔直又苗条"：

☐ 服用锂盐比服用心境稳定剂更易导致体重增加。在一项超过 18 个月的维持治疗用药研究中，服用锂盐的患者体重增加幅度比服用抗惊厥药拉莫三嗪的患者更加明显，在那些肥胖患者（体重指数高于 30）中间尤为明显。[5]

☐ 几乎每一种治疗双相情感障碍的药物都会导致体重增加，而且大多数情况下，体重增加主要出现在超重患者中。研究表明随着体重指数的增加，患上与肥胖相关的疾病的风险就会升高，包括关节炎、心血管疾病、中风以及糖尿病。但是不要忽略这一点：一项持续了 30 年的研究发现，双相情感障碍患者服药带来的好处恰恰说明冒这些风险是值得的。[6]

☐ 研究表明，参加有氧运动的精神疾病患者无论是现在还是将来患上抑郁症的概率都更低。[7]

证据很清楚：只要你服用治疗双相情感障碍的药物，你的体重很可能会增加。研究人员还没弄明白其中的原因，但是平衡大脑里的化学物质似乎能改变新陈代谢，从而导致体重增加。好在你还可以控制好自己的体重。例如你 5 周后就要举行婚礼，在这之前你也许减不了 10 磅，但是如果你坚持节食和锻炼，避免增加 10 磅还是有可能的。研究还表明，几个月后体重增加就会不那么明显了。减肥不容易，但你的体重也不会一直增加。

健康饮食只为健康生活

健康饮食并不是说可以随心所欲地吃那些健康食物。即便是全麦有机食品以及不含防腐剂的主食，如果摄入过多也会让你长胖，摄取份额过少也会让你饥饿甚至烦躁。速食会破坏你的饮食规律进而影响你的情绪。我修改后的体重监测节食法对我很有效果，每天消耗 1 200 到 1 600 卡路里的食物，如下所示：

全麦，如麸皮麦片和全麦意大利面。

水果和蔬菜——一定要挑选当季的。

健康蛋白质，如鸡、鱼和鸡蛋。

低脂或者无脂奶制品，如酸奶、白干酪和牛奶。

健康脂肪，如橄榄油，能提高高密度脂蛋白胆固醇（可以迅速消耗所有附着在血管壁的低密度脂蛋白胆固醇或者坏胆固醇）。

为了激励你自己，你可以试一试下面这些小方法。这些食物对我以及我采访过的许多患者都很有效，对你也应该有效果。

☐ 一周一到两次"过过嘴瘾"的零食小奖赏，可以是油腻的甜品，也可以简单吃个小面包。

☐ 饭桌上不要放糖。尽管糖与糖尿病之间并无直接关系，但是精制糖会破坏你的血糖浓度，这意味着你的情绪会忽高忽低、不好把控。糖还会让人长胖，而肥胖会导致糖尿病。

避免咖啡因、酒精和毒品。咖啡因饮料会让你整宿失眠。酒精和毒品会影响药物吸收，会降低药效，或者带来直接危害。

骑骑自行车（或者参加其他体育活动）

有氧运动可以让你心率加快并提高新陈代谢，充分燃烧卡路里。由于许多治疗双相情感障碍的药物会减缓代谢（因而可以抑制轻躁狂焦虑症的发作），运动至少有助于防止新陈代谢减缓，从而有效控制体重。

锻炼最难的就是你的执行力。一旦穿上运动鞋走出家门，那就好办了。尽管我们知道良好的锻炼有利于身心健康，但我们总会找各种借口抗拒锻炼："我太累了。""我最爱的节目开始了。""我有太多事情要做。""我还得喂猫。"

但如果你制定了锻炼日程表，那张白纸黑字的表格天天盯着你，也会让你的借口靠边站。这里有几条生活小贴士帮助你重拾体育运动，让你心情更好，身材更苗条，心脏更健康，最终回归正常生活。

做喜欢的运动。这听起来容易做起来难。很多人为运动而运动，必须花 30 分钟在跑步机上跑步或者做踏板操。其实这种想法是错误的。能让你心率加速的运动都是有氧运动，只要喜欢就应该去运动。

我喜欢上舞蹈课，在课上跳像舞动心灵减脂舞（NIA）、西非风格的舞蹈以及动感爵士舞等。室内团体自行车训练课也非常棒，让你与音乐融为一体。不要指望你能成为像兰斯·阿姆斯特朗那样的骑手，人们往往认为室内团体自行车训练课是给高阶运动者准备的，其实不然，你只需按照自己的节奏和耐力完成全程训练即可，没人会盯着你看。

（在本章开头提到的凯茜，如果你也像她一样觉得某些运动太放任自我，让人不舒服的话，还有一些其他运动供你参考：爵士乐健身操也能让你动起来，只是要做一些规定动作；有氧搏击就是一套动作，有助于减压；户外徒步，去哪里，徒步多长时间，全部由你做主。）

从小事做起。对这个观点我一直是认同的：你肯定不会第一次参加运动就来个马拉松长跑，可是有研究表明一天跑 10 分钟就能促进心血管健康。[8] 只要 10 分钟啊！可以是晚餐前或起床后的任何 10 分钟。从 10 分钟开始养成锻炼习惯，久而久之你就会发现自己越来越爱锻炼了。

让你的运动装备触手可及。把出门运动变成一件简单易行的事。要确保自己的运动鞋和运动装备全部放在运动包里，或者直接放在椅子上随手可拿（可不是扔在跑步机上）。否则你可能想都不愿想这些装备放在哪里了，更别提出门运动了。

增加力量训练。有氧运动能促进心率加速，无氧运动可能不像有氧运动那样有助于改善情绪，但它们能使你骨强体健（身材保持矫健匀称）。你可以参加当地健身中心或者健身馆的训练课程，你也可以从体育器械品牌店或者其他体育用品店购买廉价杠铃。还有丰富的 DVD 碟片帮助你掌握动作要领。

不要睡前运动。要避免睡前运动，因为这会让你兴奋，进而打破你的睡眠规律。如要锻炼至少应在睡前 4 个小时进行。

代谢综合征：双相情感障碍风险

不幸的是，随着体重增加，患上代谢综合征的风险（即患上与心血管疾病相关的一系列疾病的风险）也会随之增加。这些疾病包括糖尿病、低密度脂蛋白胆固醇（淤积在血管壁上的坏胆固醇）含量高、内脏脂肪（堆积在腰腹区域的脂肪细胞）增厚和高血压。事实上，在一项针对精神分裂症患者和双相情感障碍患者的研究中发现，有 42.4% 的患者表现出代谢综合征的症状。[9]

好在不是所有患者都有这种风险，这些病症都是可以治疗的，而且在医生的指导下，患者应该能降低自己的胆固醇和血压，也能通过健康饮食和体育锻炼防止体重增加。

放松

压力是生活的正常现象，如何应对压力才是最重要的。如果你患有双相情感障碍 II 型，压力就会给你带来风险。压力太大就会患上轻度躁狂或者躁狂症，还会让你心情不佳陷入抑郁状态。那么如何应对压力呢？

你可以做一做表 11–1 的压力测试，判断一下自己能否控制好自己的压力。

表 11-1　压力测试

浏览以下内容并判断是否符合你的情况。如果有三条符合，说明你的压力风险程度很高，极易导致你患上躁狂症，你需要去医生那里寻求解压办法。

1. 在工作中总有急活要赶出来。

2. 看电视节目或者读一本好书不知不觉到凌晨两点。

3. 我的同事喜欢下班后去喝一杯，他们总是邀请我一起去。

4. 我的朋友总是告诉我如何穿衣打扮，如何改善与另一半的关系以及如何提升我的事业。

5. 我的朋友说我无须吃药，也无须进行心理治疗。

6. 我的另一半总是不在身边——要么加班，要么出差。

7. 我喝咖啡会加很多糖。

8. 我无法入睡。

9. 工作日我每天都很累，周六全天都在补觉。

10. 健身馆会员卡买亏了，我几乎不怎么去。

11. 我喜欢甜食。

12. 老板总是批评我。

13. 我在办公室隔间工作，别人说话听得一清二楚，深受干扰。

14. 一位同事与我有竞争关系。

15. 很长时间不过性生活，幸好自己一直处在兴奋状态。

16. 我不记得上次大笑是在什么时候。

17. 我总是心跳加快，总是一口气说出两件事。

18. 我未做的事情太多太多。

19. 我有好长一段时间没和朋友们外出了，因为我只想独处。

20. 我觉得自己不该得病，但不愿多想自己为何得病。

21. 我感到抑郁，但我努力克服。

22. 我刚刚经历了重大事件：离婚、新入职、搬家、结婚。

应对压力有多种方式，以下列出的是很多双相情感障碍患者保持心境平和的有效技巧。

找一份适合自己的工作。对我们某些人来说这意味着自主创业，对其他人则意味着一份相当规律的工作。如果你喜爱的这份工作节奏太快（或者你没有其他财务上的选择），那就要遵循"不把工作带回家"的原则。坚持规律作息，给自己留出充足的睡眠和休息时间，远离咖啡因和糖。

享受按摩服务。你躺在一个烛光房间里，耳边响起轻柔的背景音乐，空气中弥漫着薰衣草按摩油的香气，有人在你紧绷的肌肉上摩挲，再没有比按摩更让人放松的事情了。好在如今大多数人都能享受得起按摩服务。医保公司也会提供打折服务，甚至还有价格更便宜的会员按摩服务。

泡一个热水澡。浴缸里加入柔肤油和薰衣草泡沫，让身体慢慢泡进去。如果不喜欢泡澡，那就在淋浴时使用一款有助于放松的沐浴露。

与支持你的人交往。我记得曾经帮一名精神科医生写书时，他和我说过，人以群分。如果你周围都是负能量的人，那你也会变得消极。如果你和善解人意、积极乐观的人交往，你也会感同身受。当然，摆脱不良人际关系说起来容易做起来难。和你的心理治疗师聊一聊处理人际关系的方法，这不会增加你的压力。

按时作息。制定适合你的日程表一定错不了。这里的关键词是"适合你"，你会获得一种让自己更加镇定的掌控力。

做一做瑜伽。最能帮助你减轻背痛、释放压力的莫过于瑜伽的拉伸动作。以下种类的瑜伽可有效助你放松：

- [ ] 整体瑜伽：遵循一套严格的体式，无须发力，动作规律而且放松。这是我喜欢做的瑜伽。
- [ ] 昂达里尼瑜伽：让你随心所动，如果胳膊放在身体前方比放在背后放松，那你就这样做。可以使用束带或者垫块一类的健身器具来辅助你摆出瑜伽体式。
- [ ] 养生瑜伽：助你修身养性、恢复活力，尤其是那些处在疾病恢复期的患者、慢性病患者（如双相情感障碍 II 型患者）、超重者以及需要减压的人群。

冥想。有人认为如果自己在起床后不坚持做至少 10 分钟的冥想，他们一整天都过不好，这指的是那些未患双相情感障碍 II 型的人。冥想会让你平心静气，让你精力充沛而不是精力过旺，会让你觉得自己很重要。

冥想并没有那么神秘，任何人都能做。你可以坐着冥想也可以平躺冥想，可以一遍遍念诵同一个音（很多人都普遍念诵 "Om" 音，应该会使你安然若素），可以盯着燃烧的蜡烛冥想直到闭上眼睛。（要确保把蜡烛放在开阔场所而且灯芯足够长。）你可以手拿一串念珠（保健品商店有售）边数边大声说出。你还可以播放专门指导冥想和视觉想象的 CD 或者 DVD，闭上眼睛认真倾听。你还可以祈祷。（但是霍莉·A. 斯沃茨博士却建议如果你正处在深度抑郁阶段就不要做冥想，因为这种沉浸会让你陷入更严重的抑郁。[10]）

接受现状。因为患上双相情感障碍 II 型，你只能哀怨无法拥有的生活。你可以悲伤、痛哭、捶墙，对你的心理治疗师大喊大叫，释放这些情绪以后，你肩头的重担就会卸下来。接受一切就会让一切都平和。

散散步。在天公作美、阳光灿烂的日子，为何不穿上跑步鞋或者运动鞋在周围散散步呢？这是在帮助自己放松身心。

轻度躁狂发作前必做的事

假想你是一位酗酒者，已经开始有那种高亢冲动、无所不能的感觉，这时就需要一位"代驾"帮你开车。以下是防止自己兴奋过头的几条建议：

- 把车钥匙和信用卡交给一位值得信任的同伴。
- 自己保证遵守作息时间——提前决定在外要待到多晚。
- 避免喝酒及其他酒精类饮料。
- 减少与意见不合的人接触。如需请假，那就请吧。
- 认真吃药。
- 给精神科医生打电话确认是否需要调整你的治疗方案。

助眠的深呼吸练习

1.面朝上平躺在床上，四肢伸开（放松状态），盖上被子让自己舒舒服服。

2.深深吸气，屏住呼吸数到 8，然后呼气，屏住呼吸再数到 8。

3. 以上的深呼吸练习重复三次。

4. 收紧脚趾，然后松开。

5. 弯曲小腿，然后伸直。

6. 大腿向上伸直，然后放下。

7. 收腹，然后放松。

8. 握紧手指，然后松开。

9. 弯曲小臂，然后松开。

10. 手臂向上伸展，然后放下。

11. 皱脸，张嘴，伸舌头。

12. 身体放松。

13. 轻轻呼气吸气。

14. 动作结束，立刻睡觉。

双相情感障碍和真实世界

这是一部老电影中的某个场景：在布鲁明戴尔百货公司的床上用品店里，女演员吉尔·克莱布格扮演一个焦虑症患者，和她一起的男人（由伯特·雷诺兹扮演，我说了这是一部老电影）大喊道："有人带安定吗？"这时一大群人围过来大喊道："我带了，我带了！"这个笑话说明人人都带着安定，因为人人都需要药物来安定情绪。

事实远非如此，因为如今的精神病类药物受到了不公正的对待。例如，服用抗抑郁药会让人感觉更糟，吃太多药会让人兴奋过头，你无须吃药，也不需要心理治疗师，你只需要一些生活指导和个人自律罢了。这些观点有人这么写过，也有人读过，甚至还有人上电视现身说法。

那么这会置双相情感障碍 II 型患者于何地呢？（尤其像我这样的患者，尝试了生活辅导，也坚持了严格作息，但都无济于事。）很不幸，患者只能将患病的苦痛藏在心底。坦白说，我害怕写这本书，害怕让全世界的人知道我有这种病，我还害怕那些我认识的人，那些一起工作的同事以及那些我并未告知实情的朋友，害怕他们对此表示反对，或者表示震惊。

让我们面对现实吧，没人愿意失去工作，也没人愿意自己的另一半拂袖而去。在大多数社交圈里，人们还是认为双相情感障碍患者迟早会从桌子里拿出订书机订好倾诉信，寄给每一位友人，或者在餐厅手挥刀叉大喊大叫，或者因为割下了自己的耳朵，失血过多，孤独地死在床上。

真是这样吗？读一读表 11-2 的信，这是《纽约时报》的伦理学专栏作家兰迪·科恩好心让我转载的信件。

好在每天都有越来越多像兰迪·科恩这样的人意识到精神疾病没有那么可怕。

真实世界是这样的：充满错综复杂的矛盾、变化的观点、接受现实、拒绝承认现实之类的情况。至于应该做什么以及何时做，我只能根据专家建议为你们提供一些点子。

去工作

多达88%的抑郁症和双相情感障碍患者认为疾病毁了他们的事业[11]，但这只是说明患者在试图隐瞒疾病或者不能胜任工作方面存在压力，而不是工作能力存在问题。

表11-2 2007年6月24日写给《纽约时报》伦理学专栏作家兰迪·科恩的一封信及回复

保姆最近告诉我说，她正在服用抗精神病药物治疗双相情感障碍。在过去的两年里我和保姆相处得非常愉快，因为我全职在家，所以她很少单独与我家的孩子们待很长时间，她也从不会有意伤害孩子。虽然精神病患者自控力差，但雇主不能因为雇员患有这种疾病就将其解雇。由于这位年轻的海地保姆还没有获得有效签证，我觉得我对她负有责任。但是为了孩子的安全，我应不应该解雇她呢？

你不应该解雇这名保姆。你的焦虑似乎主要来自这两个可怕字眼——"精神病"和"蛇穴（电影名。一部讲述女主人公始终在精神处于崩溃状态下生活的故事的影片。）"，而非来自你孩子面临的真正风险。你的保姆从未伤及孩子而且你一直很认可她的工作。

你没有解雇她不仅是出于道德伦理观念，也是出于《美国残疾人法案》精神。我咨询过的一位律师说如果你经营一家大公司，"解雇她是违法的"。假如她不再吃药，或者行为上表现出危险倾向，那么公司就可以解雇她。所幸你是一位全职妈妈，能观察她的病情变化，可以防止她做出伤人之举。

她的移民身份已经限制了她的其他就业前景，而她有限的选择，正如你所暗示的，给你带来了额外的道德负担。如果她能做这项工作，就应该允许她继续做下去。

记住，不必逢人便说你的病情，因为健康是自己的事情。但如果双相情感障碍 II 型影响了你的言行举止，那就最好告诉老板和同事，让他们能理解你的行为变化，同时也希望他们能更体谅你的所作所为。但在说出实情前要做到以下几点：

想清楚你对工作的期许是什么——弄明白"知难而退"的好处。你是想要工作时间短一些呢，还是想少承担些责任呢？需不需要假期？试问自己这是不是你想要的一份工作。

梳理你的财务状况。想清楚，你的经济条件是否允许你休息一段时间不工作。做个预算，看看自己在找到一份更合适的工作前到底要怎样生活。查一查你公司的残障保险单，和你的治疗师聊一聊《家庭和医疗休假法案》以及"社保残障残疾保险"，看看这些方法能不能帮助你独立生活。

花点时间认真思考。患有双相情感障碍的人会冲动行事。要确保做出的决定是理智的，在决定辞职前一定要和家人及朋友谈谈。

和你的家人及朋友谈心

双相情感障碍会让你身边所有的人都承受巨大压力，尤其是你的伴侣。但你需要家人的支持，将病情告知亲近的人有利于日后得到他们的帮助。试考虑以下几点：

加入互助团体，先听一听那些患有同样疾病的人都是怎么向家人倾吐心事的。你可以登录抑郁症和双相情感障碍互助联盟网站，也可以通过你的治疗师或当地医院寻找当地的互助团体。

要求家人陪你一起来治疗或者进行以家庭为核心的治疗，这样有利于全家达成共识。（见第 10 章有关以家庭为核心的心理治疗信息。）

向你的家人普及知识。给他们看关于抑郁症和双相情感障碍互助联盟这类组织的宣传活页和小册子，还可以下载保存各种与双相情感障碍相关的邮件信息。

寻求家人的帮助。家人可能会首先察觉你的疾病即将发作的迹象，他们可以监督你坚持正常的生活安排和按时服药，必要的时候，他们可以给你的精神科医生或者心理治疗师打电话求助。

倾听。双相情感障碍对所有人来说都不容易，要允许你的家人谈论你抑郁期间他们的感受，当你匆匆忙忙干完所有的家务活，干完所有的工作，买下家庭购物网上的所有化妆品，又睡不着觉时，他们眼睁睁看着你却无能为力。

主动交流。抑郁的时候，你可能什么都不关心，也不想见任何人。但是自我孤立只会让情况变得更糟糕。你要强迫自己给朋友打个电话，定个约会（写在日程表里）。躁狂的时候也是如此，如果你因躁狂焦虑让爱人尴尬或者生气了，不要藏着掖着。如果那个人真的爱你，即使你患上抑郁症和躁狂症，他（她）也会与你同甘共苦。

健康生活方式对每个人都适用。如果你患有双相情感障碍 II 型，合理的生活方式还具有额外的意义。爱护自我、保持健康、学会放松不仅有助于平衡身心，而且有助于缓解双相情感障碍 II 型的明显症状，如过度焦虑、过度挥霍、烦躁易怒等。

_ 第 12 章 _
双相情感障碍 II 型与创造力

创造力是孩子和成人的神奇组合，因为孩子无拘无束、
充满活力，而与之截然相反，成人则循规蹈矩、自律严谨。

——诺曼·波德霍雷茨

创造力。仅这一个词就能激发人们对神秘和冒险的无限遐思：在巴黎阁楼里创作名画的艺术家；坐在树下用诗句捕捉自然万物神采的诗人；给予人们灵感的希腊缪斯女神；才思泉涌、夜半无眠，在电脑前誓要写出下一部畅销书的作家。

一想到创造力，无论你脑海里出现什么场景，都要把它们抛开。服用药物治疗双相情感障碍 II 型不会破坏你的想象力。要说有什么影响，那就是服药反而可以帮助你专注于手头的创造性任务，这些药物实际上有助于你完成该任务。

在轻度躁狂中，我们也许会灵光乍现，但真正考验创造力的是你能否构思出一幅艺术作品，将其呈现在纸张、画架和石头

上，而且人人都能看懂。托马斯·爱迪生说过这样一句话："天才就是1%的灵感加上99%的汗水。"如果你感到焦虑、兴奋、不安或者过度自信，无论你多么才华横溢，都不会得偿所愿。不要借口自己的才华会消失而拒绝吃药，只要坚持用药，你还是你——一个更快乐、更轻松的你。

创造力 + 艺术才华 = 双相情感障碍？

爱荷华大学医学院的南希·安德烈亚森博士是第一位使用临床标准探索创造力和精神障碍之间关系的精神病学专家。1970年，她对爱荷华大学著名的作家研讨班的30名作家和30名有相同年龄、性别和受教育程度的却对艺术没有兴趣的其他人进行比对研究，得出的结果是什么呢？10名作家患有情绪障碍，而对照组里只有两人患此疾病。10名作家里只有两名患有典型的双相情感障碍I型，而绝大多数被发现有轻微躁狂或者轻度躁狂等情绪波动症状的人，极有可能患上的就是如今所说的双相情感障碍II型。[1]

凯·雷德菲尔德·杰米森博士既是一位精神病学家，也是《躁郁之心：我与躁郁症共处的30年》这本回忆录的作者。她在书中记录了自己患有双相情感障碍的经历，她在另一本书《疯狂天才：躁狂抑郁症与艺术气质》中证实了艺术气质和双相情感障碍II型密切相关，这是很不幸的事情。[2]

杰米森博士还对 47 名英国杰出作家可能存在的情绪波动状况开展了一项调查，结果发现有 38% 的人曾经有过因情绪波动求医的经历，比普通人群患病率高 30 倍。诗人和小说家患病率最高，他们中有一半人需要精神治疗（服药或者住院）。她采访过的 2/3 的剧作家都接受过治疗（主要是心理治疗），13% 的艺术家接受过治疗。[3]

患有双相情感障碍的名人

凯丽·费雪

莫里斯·伯纳德（因出演《综合医院》获"艾美"奖最佳男演员）

罗斯玛丽·克鲁尼

英斯·哈特（获奖剧作家，传记作家）

费雯·丽

本·斯蒂勒

小罗伯特·唐尼

西尔维娅·普拉斯

文森特·凡·高

罗宾·威廉姆斯

莉莉·泰勒

阿尔文·艾利

乔舒亚·洛根（百老汇著名导演兼制片人）

古斯塔夫·马勒

特德·特纳

巴兹·奥尔德林

路德维希·凡·贝多芬

欧内斯特·海明威

斯汀

汤姆·威兹

哈特·克莱恩

罗伯特·洛威尔

简·波莉

弗吉尼亚·伍尔芙

乔治·巴顿将军

凯·雷德菲尔德·杰米森

老罗斯福

名单上远不止这些人……

想一想这些名人与疾病之间充满创造性的联系吧。杰米森博士认为这些身处创造性活力的阵痛中的人通常具有以下特征：

对周围的世界高度敏感。有创造力的天才善于观察别人忽略的事物，对事物的感知更强烈，能以独特的、创造性的方式表达自我。

不压抑内心。有创造力的人愿意敞开心扉拥抱外部世界，因此这种与外部世界的连接尽管不免有些虚无缥缈，但往往是发自内心的；他们更愿意走进自己的无意识世界，任凭思潮如泉

双相情感障碍Ⅱ型

涌般流动。

特别专注。一旦走上创造之路，这类人就会排除一切干扰，只专注眼前的任务。他们全神贯注创作小说、诗歌和艺术作品，进入一种高度狂热的创作状态。

这难道不像轻度躁狂症吗？是的，那就面对吧。你不必非要成为一个富有创造力的天才，才能去热爱那些稍纵即逝的瞬间，谁不想体验癫狂的创作状态呢？因为这会让你活得更真实，取得更多的成就。你才思泉涌，人人都喜欢和你交往。但是要注意创造活力和双相情感障碍之间的区别。如同寒秋到来，你要么陷入忧心忡忡、令你困惑、令你窒息的躁狂状态，要么从"光明美好的一瞬"突然沉入忧郁的无尽深渊。

健康的创造力

欧内斯特·海明威曾经说过："永远不要把动机误认为是行动。"双相情感障碍 II 型的疯狂速度、狂热思想、恐惧焦虑，都无法帮你创作小说或者描摹静物。事实上，在 2004 年，一项关于创造力和双相情感障碍的研究发现这两者之间的关系被过度夸大了。[4] 创造力的表现确实与躁狂表现相像，但那是一种"独创的自言自语"，而不是一种疾病。创造力和双相情感障碍可能有一些共同的基因组，但并非一模一样。[5]

那么你会怎么做呢？释放你的创造潜力还是去治病？激发你

的想象力还是去过低品质的生活?

因为伊丽莎白得了双相情感障碍 II 型,她非常害怕医生给她开的心境稳定剂会毁了她的绘画才能。对她来说,做一个艺术家就要处在半疯状态,她想象着自己过着阁楼画家的虚幻生活,她假想自己是莫奈、雷诺阿甚至是凡·高。

伊丽莎白决定不吃药,结果病情恶化。她得了广场恐惧症,朋友圈没了,丈夫也离开了她。她想到了自杀。在这段痛苦的时光里,她坚持作画,整晚工作直至日出。她在旧金山的寓所里一支烟接一支烟地抽,玩自己的 iPod(苹果公司生产的便携式多功能数字多媒体播放器),声音开得巨响。就像电影中的情节一样,这时有个画廊老板相中了她的作品,让她办个人画展。

梦想成真!伊丽莎白开始把所有的画作汇总起来,但是每次要决定展出哪部作品时,她总是犹豫不决,变来变去,最后满心焦虑而瘫倒在床上。她一次次找借口推托,最后老板没再联系她。最终伊丽莎白没有办成个人画展,也许她内心充满激情,但谁也不知道。如果吃了药她还能创作出同样高品质的作品吗?

有些专家认为她可以。与其他疾病包括双相情感障碍 I 型相比,治疗双相情感障碍 II 型的药物副作用更小一些,剂量也更小。可以这么说,吃药完全可以缓解伊丽莎白的焦虑,也足以让她去举办一场成功的个人画展。

另外一些专家认为她无法再作画,因为药物很可能会抑制她的创造力。

哪种观点正确呢？

我知道答案，而且非常清楚：选择吃药加跑步。具有讽刺意味的是，在我被确诊前，那些倾泻而出的想象力，那些抑扬顿挫、隐晦的、喷涌而出的话语恰恰就是发病的核心所在，也是我的患病经历。如果不这样做，我永远也不可能从头到尾写完这本书，也不会刚刚完成前几章就获得 2008 年佛蒙特作家静修项目的资助金，我当时也就写了一个月时间。

确诊前，我永远也不可能做到为作家静修项目提交小说书稿，就算我做到了这一步，也不可能有机会获奖，因为我只会担心外面的世界潜伏着危险，只会想着晚餐聚会时谁喜欢我、谁又会冷落我。除了给自己写那些令人挫败却又无比熟悉的"我能糊弄谁？"的情书，什么也写不出来。

如今我学会了照顾自己（大部分时间里），去看心理治疗师（一周一次），认真吃药，我能成为那个自己 40 多年来一直想成为的创造力满满的人。

我想起很久以前我的写作老师的故事。第一天上课，她告诉我们一定要保证自己这一生不要为艺术而献身。"如果你成不了名怎么办？然后呢？"他说，"你就一无所有了。"

换句话说，谈及创造力和双相情感障碍，你首先需要滋养自己，包括吃药、寻求帮助、提高生活质量，这些都会让你充分发挥创造力。我会参加每一次治疗，因为我相信这些治疗都会成为培养创造力的营养剂，也一定会抑制心头那躁郁的苗头。

创造的火焰

　　幸运的是，鱼和熊掌可以兼得。你可以在吃药的同时保留你的创造力。以下是我采访过的画家、作家和雕塑家给出的建议。

- 播放触动心灵的音乐。不管是贝多芬的交响乐还是披头士的歌曲，都能令你振作。

- 使用视觉想象技巧。想象完成了一个计划，自己该有多满足、多自豪、多兴奋。让想象中的计划慢慢与现实接轨，就真的会变成现实。

- 阅读一本关于创造力和艺术的励志图书。例如茱莉娅·卡梅隆的《重启创造力》。一本有指导意义、积极向上的艺术图书能让你对生活目标保持乐观态度，还能确保你的创造力得到滋养。

- 记笔记。写作时你的思想会遍地开花。如果每天早晨在笔记本上写几页内容，你不仅会满脑子充满思想，还会变得沉稳镇定。

- 去博物馆。走过安静的走廊，欣赏昔日伟大的艺术作品，远古文明的文化展品，还有海洋和陆地的生物，以此来滋养你的心灵。就这样漫步，驻足，欣赏。

后　记
生活就像一个泳池

　　在我被准确诊断为双相情感障碍 II 型的 5 年后，我已经能够细微地感受到自己情绪的变化了。尽管我已确诊，而且也得到了应有的治疗，但这仍然需要一种微妙的平衡。因为我还是分不清自己的抑郁症和躁狂症，太难区分了。在抑郁症发作期间，我可能会感到一种极度的、几近躁狂的焦虑。而在正常期，我更专心更热情，可我会感到一种不太真实却很折磨人的痛苦，是一种充斥全身的紧张，就是那种焦虑恐惧、过度警觉前的"自我感觉良好"的轻度躁狂症状，这些感觉都将我卷入了双相情感障碍 II 型躁狂期。这时候我连买一双鞋，都会担心自己陷入消费焦虑中，会疑惑为何没有朋友的消息，会担心新一轮焦虑又开始袭来。

　　我对自己服用的药物极其敏感。只要服用抗惊厥药稍微过量一点儿，我就会在几小时内陷入抑郁，服用量少一点就会产生那种昔日熟悉的紧张劲儿。我现在终于明白人们说的"吃"一粒药的真正含义。我紧张时就会吃一小片喹硫平，只为了达到既镇静又专心的完美状态。

　　目前我正在服用的这一系列药也有突然不灵的时候，那样我就得调整剂量或者换一种药。研究表明药物对大脑的长期影响也有诸多变化。压力、激素变化、身体疾病，这些都会影响身体代谢药物的效果。就像一辆需要精心保养的小汽车那样，我不得不每隔几个月就去精神科医生那里调整用药以确保我的病情平稳。

后悔药也是个问题，就像一个喜忧参半的药丸。我偶尔会想念我那"无法无天"的轻躁狂时刻，总有一种想把药物扔进马桶里的冲动。我厌倦了吃药带来的副作用，尤其是体重增加的问题。

但我永远记得确诊前自己的糟糕状况，我明白还是当前的状况最舒服，所以我会坚持在看早报的时候服药，坚持每周按时进行心理治疗，不管胖了多少，都会坚持买大小合身的衣服。

我采访过的人也处在相似境况中。被误诊多年，他们终于知道给自己带来痛苦的疾病叫什么。他们必须时刻观察自己，注意自己是否过于兴奋或者过于悲伤。

不管怎么说，我希望这本书能够让更多的人关注双相情感障碍 II 型这个疾病，因为这个病影响了上百万美国人。我也希望这本书能帮助你找到痛苦的根源，不用再白白浪费那么多时间四处求医。

我记得大约一年前的某个下午，我和丈夫在公园里边散步边遛狗。我们说着话，微风吹过树林，明亮的阳光照耀着我们。我笑出了声，突然意识到：我不再忧虑，不再过度警觉。那一刻，我自得其乐。

这是一种非常棒的感觉，如果你得到对症的治疗，你也能体会到这种感觉。

如果你正在接受治疗，我希望这本书也会让你明白一个道理，其实我们所有人都能明白这个道理，就是一定要保持泳池内化学物质的平衡，每天都要检查。只要坚持下去，就能在清澈干净的泳池里畅游。

祝你也拥有这样的一池清水，在明亮的天空下，拥有平和的内心世界。

附录 A 每周日程

时间	星期一	星期二	星期三	星期四	星期五	星期六	星期日
上午 5：00~6：00							
上午 6：00~7：00							
上午 7：00~8：00							
上午 8：00~9：00							
上午 9：00~10：00							
上午 10：00~11：00							
11：00~中午							
中午~下午 1：00							

时间	星期一	星期二	星期三	星期四	星期五	星期六	星期日
下午 1: 00~2: 00							
下午 2: 00~3: 00							
下午 3: 00~4: 00							
下午 4: 00~5: 00							
下午 5: 00~6: 00							
下午 6: 00~7: 00							
下午 7: 00~8: 00							

双相情感障碍Ⅱ型

时间	星期一	星期二	星期三	星期四	星期五	星期六	星期日
晚间 8：00~9：00							
晚间 9：00~10：00							
晚间 10：00~11：00							
晚间 11：00~午夜							
午夜~凌晨 1：00							
凌晨 1：00~2：00							
凌晨 2：00~3：00							
凌晨 3：00~4：00							

　　我收录了对我的研究及我本人均有帮助的参考资源网址。每一条网址都与双相情感障碍相关，许多网址提供了可下载或者可邮寄的宣传手册，有些网址还提供可订阅的双相情感障碍简报，有些是来自深受双相情感障碍困扰的患者的观点，他们的博客和网址也一并列在了这里。

　　我没有把生产各类药品的制药公司网址列进来，因为他们的信息可能有失公允。

BipolarConnect.com: Share Your Experience: Postings

　　www.healthcentral.com/bipolar

Bipolar World

　　www.bipolarworld.net

Centers for Disease Control and Prevention （CDC）

www.cdc.gov

Childhood and Adolescent Bipolar Foundation

www.bpkids.org

Consumer Reports Best Buy Drugs

www.crbestbuydrugs.org

Depression and Bipolar Support Alliance

www.DBSAlliance.com

Depression Fallout by Anne Sheffield

www.depressionfallout.com

Dr. Deb: A Blog

http://drdeborahserani.blogspot.com

HealthCentral.com

www.healthcentral.com

The Juvenile Bipolar Research Foundation

www.jbrf.org

KidsHealth for Kids: The Nemours Foundation

kidshealth.org/kid/health_problems/learning_problem/bipolar_
disorder

Living with a Purple Dog: The Ramblings of a Bipolar Product of the Seventies: G. J. "Jon" Gregory

http://livingbipolar.blogspot.com

McMan's Depression and Bipolar Web

www.mcmanweb.com

The Mayo Foundation for Medical Education and Research

www.mayoclinic.com

Medline

www.nlm.nih.gov/medlineplus

Mental Health America

www.nhma.org

Mood Garden

www.moodgarden.org

National Alliance on Mental Illness

www.nami.org

National Institute on Disability and Rehabilitation Research

www.ed.gov/about/offices/list/osers/nidrr

National Institutes of Health

www.nih.gov

National Institute of Mental Health

www.nimh.nih.gov

Pendulum.org

www.pendulum.org

PsychEducation.org

http://psycheducation.org

PubMed: A Service of the National Library of Medicine and the National Institutes of Health

www.ncbi.nl.mnih.gov/sites

Social Security Administration

www.ssa.gov

Substance Abuse and Mental Health Services Administration

www.mentalhealth.samhsa.gov

The Trouble with Spikol: A Blog about Mental Health

http://trouble.philadelphiaweekly.com

U.S. Food and Drug Administration

www.fda.gov

Wing of Madness

www.wingofmadness.com/index.php

注 释

序言

1. Altamura AC, Mundo E, Dell'Osso B, et al. Quetiapine and classical mood stabilizers in the long-term treatment of bipolar disorder: a 4-year follow-up naturalistic study. *J Affect Disord.* 2008: Epub ahead of print: March 8.

引言

1. Hirschfeld RMA, Calabrese JR, Weissman MM, et al. Screening for bipolar disorder in the community. *J Clin Psychiatry.* 2003; 64: 53–59.

2. *Living with Bipolar Disorder: How Far Have We Really Come?* National Depressive and Manic-Depressive Association (NDMDA) Constituency Survey, 2001.

第 1 章　疾病自身

1. Judd LL, Akiskal HS, Schettler PJ, et al. The comparative clinical phenotype and long term longitudinal episode course of bipolar I and II: a clinical spectrum or distinct disorders? *J Affect Disord.* 2003; 73: 19–32.

2. Perugi G, Akiskal HS. The soft bipolar spectrum redefined: focus on the cyclothymic, anxious-sensitive, impulse-dyscontrol, and binge-eating connection in bipolar II and related conditions. *Psychiatr Clin N Am.* 2002; 25: 713–737.

3. Perugi G, Toni C, Tavierso M. The role of cyclothymia in atypical depression: toward a data-based reconceptualization of the borderline-bipolar II connection. *J Affect Disord.* 2003; 73: 87–98.

4. Akiskal HS. Classification, diagnosis, and boundaries of bipolar disorders. In: Maj M, Akiskal HS, Lopez-Ibor JJ, Sartorius N, eds. *Bipolar Disorder, Vol. 5.* West Sussex, United Kingdom: John Wiley & Sons; 2002: 1–52.

5. Rihmer Z, Pestality P. Bipolar II disorder and suicidal behavior. *Psychiatr Clin N Am.* 1999; 22: 667–673.

6. Judd LL, Akiskal HS, Schettler PJ, et al. The comparative clinical phenotype and long term longitudinal episode course of bipolar I and II: a clinical spectrum or distinct disorders? *J Affect Disord.* 2003; 73: 19–32.

7. Angst J. The emerging epidemiology of hypomania and bipolar II disorder. *J Affect Disord.* 1998; 50: 143–151.

8. Ten HM, Vollebergh W, Bijl R, et al. Bipolar disorder in the general population in The Netherlands (prevalence, consequences, and care utilization): results from The Netherlands Mental Health Survey and Incidence Study (NEMESIS). *J Affect Disord.* 2002; 68: 203–213.

9. American Psychiatric Association. *Diagnostic and Statistical Manual for Mental Disorders,* Fourth Edition, Text Revision. Washington, DC: American Psychiatric Association; 2000.

10. Leibenluft E. Issues in the treatment of women with bipolar illness. *J Clin Psychiatry.* 1997; 58 (suppl 15): 5S–11S.

11. Angst J. The emerging epidemiology of hypomania and bipolar II disorder. *J Affect Disord.* 1998; 50: 143–151.

12. Akiskal HS. The depressive phase of bipolar disorder: focus on bipolar II. Paper presented at 154th Annual Meeting of the American Psychiatric Association; May 2001: New Orleans, LA.

13. Marangell, LB. In discussion with Kupfer DJ, Sachs GS, et al. Emerging therapies for bipolar depression. February 9, 2006. Highlights presented in *J Clin Psychiatry.* 2006; 67: 7.

第 2 章　轻度躁狂的定义

1. Jamison KR. *Exuberance: The Passion for Life.* New York: Knopf; 2004.

2. McManamy J. *Living Well with Depression and Bipolar: What Your Doctor Doesn't Tell You That You Need to Know.* New York: Collins; 2006.

3. Angst J, Adolfsson R, Benazzi F, et al. The HCL-32: Towards a self-assessment tool for hypomanic symptoms in outpatients. *J Affect Disord.* 2005; 88: 217–233.

4. McManamy J. Special Hypomania Issue. *McMan's depression and bipolar weekly* 2005; 7 (10). http://www.mcmannweb.com. Published May 14, 2005. Accessed May 15, 2005.

5. Gartner JD. *The Hypomanic Edge: The Link Between (a Little) Craziness and (a Lot of) Success in America.* New York: Simon and Schuster; 2005.

第 3 章　双相情感障碍 II 型高潮期：焦虑

1. Hirschfeld RMA. Introduction: an overview of the issues surrounding the recognition and management of bipolar disorder and anxiety. *J Clin Psychiatry.* 2006; 67 (suppl 1): S3–S5.

2. Keller MB. Prevalence and impact of comorbid anxiety and bipolar disorder. *J Clin Psychiatry.* 2006; 67 (suppl 1): S5–S7.

3. Simon NM, Smoller JW, Fava M, et al. Panic disorder and bipolar disorder: anxiety sensitivity as a potential mediator of panic during manic states. *J Affect Disord.* 2005; 87: 101–105.

4. Hirschfeld RMA. Introduction: an overview of the issues surrounding the recognition and management of bipolar disorder and anxiety. *J Clin Psychiatry.* 2006; 67 (suppl 1): S3–S5.

5. Boylan KR, Bieling PJ, Marriott M, et al. Impact of comorbid anxiety disorders on outcome in a cohort of patients with bipolar disorder. *J Clin Psychiatry.* 2004; 65: 1106–1113.

6. National Institute of Mental Health. *Anxiety Disorders.* www.nimh.nih.gov/publicat/anxiety.cfm#anx2. Published 2006. Accessed June 19, 2007.

7. Boylan KR, Bieling PJ, Marriott M, et al. Impact of comorbid anxiety disorders on outcome in a cohort of patients with bipolar disorder. *J Clin Psychiatry* 2004; 65: 1106–1113.

8. National Institute of Mental Health. *Anxiety Disorders.* www.nimh.nih.gov/publicat/anxiety.cfm#anx2. Published 2006. Accessed June 19, 2007.

9. BC Partners for Mental Health and Addiction Information. *Obsessive-Compulsive Disorder.* www.heretohelp.bc.ca/publications/ factsheets/ocd.shtml. Published 2003–2007. Accessed June 21, 2007.

10. National Institute of Mental Health. *Anxiety Disorders.* www.nimh.nih .gov/publicat/anxiety.cfm#anx2. Published 2006. Accessed June 19, 2007.

11. Stein MB, Torgrud LJ, Walker JR. Social phobia symptoms, subtypes and severity: findings from a community survey. *Arch Gen Psychiatry.* 2000; 57: 1046–1052.

12. Boylan KR, Bieling PJ, Marriott M, et al. Impact of comorbid anxiety disorders on outcome in a cohort of patients with bipolar disorder. *J Clin Psychiatry.* 2004; 65: 1106–1113.

13. National Institute of Mental Health. *Anxiety Disorders.* www.nimh.nih.gov/publicat/anxiety.cfm#anx2. Published 2006. Accessed June 19, 2007.

14. Davis JL. Is it really depression? Symptoms of depression, anxiety disorder and bipolar disorder have similarities—but require different treatments. Reviewed by: Nazario B. *WebMD.* Published 2007. http:// www.webmd.com/anxiety-panic/guide/is-really-depression. Accessed June 8, 2007.

第 4 章　双相情感障碍 II 型低谷期：抑郁

1. Calabrese JR. Bipolar disorder: from childhood to adulthood. Paper presented at Harvard University Medical School Conference on Bipolar Disorder: From Childhood to Adulthood; November 2003: Cambridge, MA.

2. Akiskal, HS. The depressive phase of bipolar disorder: focus on bipolar II. 154th Annual Meeting of the American Psychiatric Association, May 5–10, 2001, New Orleans, LA.

3. West ED. Dally PJ. Effects of iproniazid in depressive syndromes. *Br Med J.* 1959; 1: 1491–1494.

4. Thase ME. Introduction: new directions in the treatment of atypical depression. *J Clin Psychiatry.* 2007; 68 (suppl 3).

5. Sullivan PF, Kessler RC, Kendler KS. Latent class analysis of lifetime depressive symptoms in the National Comorbidity Survey. *Am J Psychiatry.* 1998; 155: 1398–1406.

6. American Psychiatric Association. *Diagnostic and Statistical Manual for Mental Disorders*, Fourth Edition, Text Revision. Washington, DC: American Psychiatric Association; 2000.

7. Mental Health Net. Bipolar disorder: statistics and patterns. http://mentalhelp.net/poc/view_doc.php?type=doc&id=11200&cn=4. Published December 13, 2006. Accessed July 8, 2007.

8. Hirschfeld RM, Lewis L, Vornik LA. Perceptions and impact of bipolar disorder: how far have we really come? Results of the National Depressive and Manic-Depressive Association 2000 survey of individuals with bipolar disorder. *J Clin Psychiatry*. 2003; 64: 161–174.

9. Hantouche EG, Akiskal HS, Lancrenon S, et al. Systematic clinical methodology for validating a bipolar-II disorder: date in mid-stream from a French multi-site study (EPIDEP). *J Affect Disord*. 1998; 50: 163–173.

10. Post RM, Denicoff KD, Leverich GS, et al. Morbidity in 258 bipolar outpatients followed for 1 year with daily prospective ratings on the NIMH life chart method. *J Clin Psychiatry*. 2003; 64: 680–690.

11. Marangell, LB. In discussion with Kupfer DJ, Sachs GS, et al. Emerging therapies for bipolar depression. February 9, 2006. Highlights presented in *J Clin Psychiatry*. 2006; 67: 7.

第 5 章　双相情感障碍患者的大脑

1. Meeks, J. *High Times, Low Times: The Many Faces of Adolescent Depression*. New York: Bantam Books; 1988.

2. Schraer WD, Stoltze HJ. *Biology: A Comprehensive Text for New York State*. Newton, MA: Cebco; 1983: 50–69, 266–279.

3. Kluger J, Sora S. Young and bipolar. *Time Magazine*. August 19, 2002: 40–51.

4. Whybrow PC. *A Mood Apart. The Thinker's Guide to Emotion and Its Disorders*. New York: Harper Perennial; 1998.

5. Stein S. *The Body Book*. New York: Workman Publishing; 1992.

6. Kluger J, Sora S. Young and bipolar. *Time Magazine*. August 19, 2002: 40–51.

7. Neuroscience for Kids website. Available at: http://faculty.washington.edu/chudler/neurok.html. Accessed July 29, 2007.

8. Kluger J, Sora S. Young and bipolar. *Time Magazine.* August 19, 2002: 40–51.

9. Cassidy JW. *Brainstorms.* New York: Bantam Books; 1992.

10. Martin AR, Wallace BG, et al. *From Neuron to Brain: A Cellular and Molecular Approach to the Function of the Nervous System* (4th edition). Sunderland, MA: Sinauer Associates; 2001.

11. Zubieta J-K, Huguelet P, et al. High vesicular monoamine transporter binding in asymptomatic bipolar I disorder: sex differences and cognitive correlates. *Am J Psychiatry.* 2000; 157: 1619–1628.

12. Borodinsky LN, Root CM, et al. Activity-dependent homeostatic specification of transmitter expression in embryonic neurons. *Nature.* 2004; 429: 523–530.

13. Svenningsson P, Tzavara, ET, Liu F, et al. DARPP-32 mediates serotonergic neurotransmission in the forebrain. *PNAS.* 2002; 99 (5); 3188–3193.

14. Blakeslee S. Humanity? Maybe it's in the wiring. *New York Times.* December 9, 2003: F1–F4.

15. National Institutes of Mental Health. Available at: http://www .nimh.nih.gov. Accessed July 29, 2007.

16. Blakeslee S. Humanity? Maybe it's in the wiring. *New York Times.* December 9, 2003: F1–F4.

17. Ferszt R, Severus E, Bode L. Activated Borna disease virus in affective disorders. *Pharmacopsychiatry.* 1999; 32 (3): 93–98.

18. Kunzig R. It kills horses, doesn't it? *Discover.* October 1, 1997.

19. Ferszt R, Kuhl KP, Bode L. Amantadine revisited: an open trial of amantadine sulfate treatment in chronically depressed patients with Borna disease virus infection. *Pharmacopsychiatry.* 1999; 32(4):142–147.

第 6 章　性格和家族病史

1. McMahon FJ, Simpson SG, et al. Linkage of bipolar disorder to chromosone 18q and the validity of bipolar ii disorder. *Arch Gen Psychiatry.* 2001; 58: 1025–1031.

2. Baum AE, Akula N. A genome-wide association study implicates diacylglycerol kinase eta (DGKH) and several other genes in the etiology of bipolar disorder. *Molecular Psychiatry.* Advance online publication May 8, 2007; doi: 10.1038/sj.mp.4002012. Accessed August 1, 2007.

3. Stahl S. Molecular neurobiology for practicing physicians, part 3: how second messengers "turn on" genes by activating protein kinases and transcription factors. *J Clin Psychiatry*. 1999; 60.

4. Rihmer Z, Arato M. ABO blood groups in manic-depressive patients. *J Affect Disord*. 1981; 3: 1–7.

5. Depression and Bipolar Support Alliance (DBSA). www.dbsalliance.org. Accessed August 8, 2007.

6. Egeland JA, Shaw JA, Endicott J, et al. Prospective study of prodromal features for bipolarity in well Amish children. *J Am Acad Child Adolesc Psychiatry*. 2003; 42 (7): 786–796.

7. Dick DM, Foroud T, Flury L, et al. Genomewide linkage analyses of bipolar disorder: a new sample of 250 pedigrees from the National Institute of Mental Health genetics initiative. *Am J Hum Genet*. 2003; 73 (4): 979.

8. Chang K, Steiner H, Dienes K, et al. Bipolar offspring: a window into bipolar evolution. *Bio Psychiatry*. 2003; 53: 945–951.

9. Chess S, Thomas A. *Temperament in Clinical Practice*. Re-issue. New York: Guilford Press; 1995.

10. Chess S, Thomas A. Temperamental differences: a critical concept in child health care. *Pediatr Nurse*. 1985; 11 (3): 167–171.

11. Perugi G, Akiskal HS. The soft bipolar spectrum redefined: focus on the cyclothymic, anxious-sensitive, impulse-dyscontrol, and binge-eating connection in bipolar II and related conditions. *Psychiatr Clin North Am*. 2002; 25 (4): 713–737.

第 7 章　诊断

1. Coryell W, Keller M, Endicott J, et al. Bipolar II illness: course and outcome over a five-year period. *Psychological Med*. 1989; 19:129–141.

2. Ghaemi SN, Sachs GS, Chiou AM, et al. Is bipolar disorder still underdiagnosed? Are antidepressants overutilized? *J Affect Disord*. 1999; 52: 135–144.

3. Akiskal HS. Switching from "unipolar" to bipolar II: an 11-year prospective study of clinical and temperamental predictors in 559 patients. *Arch Gen Psychiatry*. 1995; 52: 114–123.

4. Swartz HA. Telephone interview on August 9, 2007.

5. Benazzi F. Impulsivity in bipolar II disorder: trait, state, or both? *Euro Psychiatry*. 2007; 20: 1–7.

6. Benazzi F. Is overactivity the core feature of hypomania in bipolar II disorder? *Psychopathology*. 2007; 40: 54–60.

7. Keller, MB. Prevalence and impact of comorbid anxiety and bipolar disorder. *J Clin Psychiatry*. 2006; 67(1): 5–7.

8. Simon NM, Otto MW, Wisniewski SR, et al. Anxiety disorder comorbidity in bipolar disorder patients: data from the first 500 participants in the systematic treatment enhancement program for bipolar disorder (STEP-BD). *Am J Psychiatry*. December 2004; 161: 2222–2229.

9. Bowden CL. Strategies to reduce misdiagnosis of bipolar depression. *Psychiatric Serv*. January 2001; 52 (1): 51–54.

10. Senelick RC, Rossi P, Dougherty K. *Living with Stroke: A Guide for Families*. Revised Edition. Chicago: Contemporary Books; 1999.

11. Rihmer Z, Pestality P. Biopolar II disorder and suicidal behavior. *Psychiatr Clin North Am*. 1999; 22: 667–673.

12. Bowden CL. Strategies to reduce misdiagnosis of bipolar depression. *Psychiatric Serv*. 2001; 52 (1): 51–55.

13. Angst J, Adolfsson R, Benazzi F, et al. The HCL-32: towards a self-assessment tool for hypomanic symptoms in outpatients. *Jour Affect Disord*. 2005; 88: 217–233.

14. Pies R. Bipolar spectrum disorder scale (BSDS). Available at: http://www.psycheducation.org. Accessed August 26, 2007.

第 8 章　小儿双相情感障碍

1. Kluger, J, with Susan Song. Young and bipolar. *Time*. August 19, 2002.

2. Papolos D, Papolos J. *The Bipolar Child: The Definitive and Reassuring Guide to Childhood's Most Misunderstood Disorder*. Revised and expanded. New York: Broadway Books; 2002.

3. Papolos D, Papolos J. *The Bipolar Child: The Definitive and Reassuring Guide to Childhood's Most Misunderstood Disorder*. Revised and expanded. New York: Broadway Books; 2002.

4. McManamy, J. Special Demitri and Janice Papolos Bipolar Child Issue. *McMan's Depression and Bipolar Weekly*. 2004; 6 (25). http://www

.mcmannweb.com. Published October 20, 2004. Accessed September 23, 2007.

5. Papolos D, Papolos J. *The Bipolar Child: The Definitive and Reassuring Guide to Childhood's Most Misunderstood Disorder.* Revised and expanded. New York: Broadway Books; 2002.

6. McManamy, J. Special Demitri and Janice Papolos Bipolar Child Issue. *McMan's Depression and Bipolar Weekly.* 2004; 6 (25). http://www.mcmann web.com. Published October 20, 2004. Accessed September 23, 2007.

7. Cleveland Clinic Department of Psychiatry and Psychology. *Bipolar Disorder Guide: Children and Teens with Bipolar Disorder. WebMD.* http://www.webmd.com/bipolar-disorder/guide/bipolar-children-teens. Reviewed September 1, 2006. Accessed June 8, 2007.

8. Papolos D, Papolos J. *The Bipolar Child: The Definitive and Reassuring Guide to Childhood's Most Misunderstood Disorder.* Revised and expanded. New York: Broadway Books; 2002.

9. Wagner KD. Bipolar disorder and comorbid anxiety disorders in children and adolescents. *J Clin Psychiatry.* 2006; 67 (suppl 1): 16–20.

10. Hirschfeld RMA. An overview of the issues surrounding the recognition and management of bipolar disorder and comorbid anxiety. *J Clin Psychiatry.* 2006; 67 (suppl 1): 3–4.

11. Perlis RH, Miyahara S, Marangell LB, et al. Long-term implication of early onset in bipolar disorder: data from the first 1000 participants in the Systematic Treatment Enhancement Program for Bipolar Disorder (STEP-BD). *Biol Psychiatry.* 2004; 55: 875–881.

12. Masi G, Toni C, Perugi G, et al. Anxiety disorders in children and adolescents with bipolar disorder: a neglected comorbidity. *Can J Psychiatry.* 2001; 46: 797–802.

13. Masi G, Toni C, Perugi G, et al. Anxiety disorders in children and adolescents with bipolar disorder: a neglected comorbidity. *Can J Psychiatry.* 2001; 46: 797–802.

14. Masi G, Millepiedi S, Mucci M, et al. Generalized anxiety disorder in referred children and adolescents. *J Am Acad Child Adolesc Psychiatry.* 2004; 43: 752–760.

15. Masi G, Millepiedi S, Mucci M, et al. Generalized anxiety disorder in referred children and adolescents. *J Am Acad Child Adolesc Psychiatry.* 2004; 43: 752–760.

16. Biederman J, Faraone SV, Marrs A, et al. Panic disorder and agoraphobia in consecutively referred children and adolescents. *J Am Acad Child Adolesc Psychiatry*. 1997; 36: 214–223.

17. Biederman J, Faraone SV, Marrs A, et al. Panic disorder and agoraphobia in consecutively referred children and adolescents. *J Am Acad Child Adolesc Psychiatry*. 1997; 36: 214–223.

18. Jerrell JM, Shugart MA. Community-based care for youths with early and very early onset bipolar I disorder. *Bipolar Disord*. 2004; 6: 299–304.

19. Sood, AB, Weller E, Weller R. SSRIs in children and adolescents: where do we stand? *Current Psychiatry*. March 2004; 3(3): 83–89.

20. Wagner KD. Bipolar disorder and comorbid anxiety disorders in children and adolescents. *J Clin Psychiatry*. 2006; 67 (suppl 1): 16–20.

21. Papolos D, Papolos J. *The Bipolar Child: The Definitive and Reassuring Guide to Childhood's Most Misunderstood Disorder*. Revised and expanded. New York: Broadway Books; 2002.

第9章 寻医问药：药物治疗

1. Torrey EF, Knable MB. *Surviving Manic Depression: A Manual on Bipolar Disorder for Patients, Families and Providers*. New York: Basic Books; 2002.

2. Bipolar Disorder Health Center. *Bipolar Disorder: Lithium for Bipolar Disorder*. http://www.webmd.com/bipolar-disorder/bipolar-disorder-lithium. Accessed June 8, 2007.

3. Gutman DA, Gutman AR. *Emerging Therapies for Bipolar Disorder: A Clinical Update*. http://www.webmd.com/bipolar-disorder/advanced-reading-bipolar-new-meds?print=true. Accessed June 8, 2007.

4. Hirschfeld RMA. *How guidelines influence the treatment of bipolar depression*. Presented at the American Psychiatric Association 159th Annual Meeting; May 20–25, 2006; Toronto, Ontario, Canada.

5. Calabrese JR. *Key side effects of lamotrigine, olanzapine, and quetiapine: a session for the practicing psychiatrist*. Presented at the American Psychiatric Association 159th Annual Meeting; May 20–25, 2006; Toronto, Ontario, Canada.

6. Altamura AC. E-mail interview on July 4, 2007.

7. Perlis RH. The role of pharmacologic treatment guidelines for bipolar disorder. *J Clin Psychiatry*. 2005; 66 (suppl 3): 37–47.

8. Rihmer Z, Pestality P. Bipolar II disorder and suicidal behavior. *Psychiatr Clin North Am.* 1999; 22: 667–673.

9. Altamura AC. Treatment issues in bipolar II depression. *International Journal of Neuropsychopharmacology.* 2006; 9: 775–776.

10. Altamura AC. E-mail interview on July 4, 2007.

11. Fagiolini A. Is it really depression? *WebMD.* Available at: http://www.webmd.com/anxiety-panic/guide/is-really-depression. Accessed June 29, 2008.

12. Altamura AC. E-mail interview on October 25, 2007.

13. Bowden CL. Atypical antipsychotic augmentation of mood stabilizer therapy in bipolar disorder. *J Clin Psychiatry.* 2005; 66 (suppl 3): 12–19.

14. Keck PE, Jr, Straw JR, McElroy S. Pharmacologic treatment considerations in co-occuring bipolar and anxiety disorders. *J Clin Psychiatry.* 2006; 67 (suppl 1): 8–15.

15. Altamura AC. Bipolar spectrum and drug addiction. *J Affect Disord.* 2007; 99: 285.

16. Fagiolini A, Frank E, Scott JA, et al. Metabolic syndrome in bipolar disorder: findings from the Bipolar Disorder Center for Pennsylvania. *Bipolar Disord.* 2005; 7: 424–430.

17. McElroy SL, Frye MA, Suppes T, et al. Correlates of overweight and obesity in 644 patients with bipolar diosrder. *J Clin Psychiatry.* 2002; 63: 207–213.

18. Welch J. Interview on September 19, 2007.

第 10 章 四处求医：心理治疗

1. Miklowitz DJ. A review of evidence-based psychosocial interventions for bipolar disorder. *J Clin Psychiatry.* 2006; 67 (suppl 1): 28–33.

2. Butzlaff RL, Hooley JM. Expressed emotion and psychiatric relapse: a meta-analysis. *Arch Gen Psychiatry.* 1998; 55: 547–552.

3. Bakalar N. Long-term therapy effective in bipolar depression. *New York Times.* April 10, 2007: F8.

4. Koukopoulos A. Ewald Hecker's description of cyclothymia as a cyclical mood disorder: its relevance to the modern concept of bipolar II. *J Affect Disord.* 2003; 73: 199–205.

5. Milkowitz DJ, Otto M, Frank E, et al. Psychosocial treatments for bipolar depression: a 1-year randomized trial from the Systematic Treatment Enhancement Program (STEP). *Arch Gen Psychiatry.* (in press).

6. Swartz H. Telephone interview on August 8, 2007.

7. Frank E, Kupfer DJ, Thase ME, et al. Inducing lifestyle regularity in recovering bipolar disorder patients: results from the maintenance therapies in bipolar disorder protocol. *Biol Psychiatry.* 1997; 41: 1165–1173.

8. Miklowitz DJ, Richards JA, George EL, et al. Integrated family and individual therapy for bipolar disorder: results of a treatment development study. *J Clin Psychiatry.* 2003; 64: 182–191.

9. Miklowitz DJ. A review of evidence-based psychosocial interventions for bipolar disorder. *J Clin Psychiatry.* 2006; 67 (suppl 11): 28–33.

10. Swartz H, Frank E, Frankel D. Interpersonal and social rhythm therapy for bipolar II disorder: treatment development and case examples. *Revue de Santé Mentale au Québec* (in press).

11. Thase ME. Advanced reading: bipolar disorder psychotherapy. htttp://www/webmd/com/bipolar-disorder/guide/advanced-reading-bipolar-psychotherapy?print=true. Accessed June 8, 2007.

12. Scott J, Paykel E, Morriss R, et al. Cognitive behaviour therapy for bipolar. *Br J Psychiatry.* 2006; 188: 488–489.

13. Sachs GS. Strategies for improving treatment of bipolar disorder: integration of measurement and management. *Acta Psychiatrica Scand.* 2004; 110 (suppl 422): 7–17.

14. Miklowitz DJ. A review of evidence-based psychosocial interventions for bipolar disorder. *J Clin Psychiatry.* 2006; 67 (suppl 11): 28–33.

15. Silverman T. The promise of supplements? *BP Magazine.* Fall 2007: 34–37.

16. Stoll AL, Severus E, Freeman M, et al. Omega-3 fatty acids in bipolar disorder: a preliminary double-blind, placebo-controlled trial. *Arch Gen Psychiatry.* 1999; 56: 407–412.

17. Health Center Red Flags. Natural bipolar remedy. *HealthyPlace.com.* Available at: http://www.healthyplace.com/communities/Bipolar/News _2007/treatment_alternative.asp Accessed June 29, 2008.

18. Ask the mental health expert: archives 2001–2004. *HealthierYou.com.* Available at: http://www.healthieryou.com/mhexpert/exp1122203d.html. Accessed June 29, 2008.

19. University of Texas Southwestern. Acupuncture for treatment of patients with bipolar disorder. About.com. Available at: http://www.mentalhealth.about.com/library/sci/0102blmanicpuncture0102.htm?p=1. Accessed June 29, 2008.

第 11 章　与双相情感障碍 II 型和谐共处：为健康做选择

1. Why is sleep so important? *Depression and Bipolar Support Alliance.* http://www.dbsalliance.org/site/PageServer?pagename=about_sleep_why&printer_friendly=1. Accessed October 29, 2007.

2. Roybal K, Theobold D, Graham A, et al. Mania-like behavior induced by disruption of CLOCK. *Proc Natl Acad Sci USA.* 2007; 104 (15): 6406–6411.

3. Lei Y, Wang J, Klein PS, et al. Nuclear receptor rev-erbα is a critical lithium-sensitive component of the circadian clock. *Science.* 2006; 311 (5763): 1002–1005.

4. Healthy sleep tips. *National Sleep Foundation.* http://www.sleepfoundation.org/site/c.hulXKjM01xF/b.2419237/k.BCBO/Healthy_Sleep_Tips.htm Accessed October 28, 2007.

5. Kennedy R. Management of weight gain in bipolar disorder: a newsmaker interview with Joseph Calabrese, M.D. *Medscape Medical News.* http://www.medscape.com/viewarticle/461919_print. Published 2003. Accessed November 22, 2003.

6. Research in weight gain and bipolar disorder: an expert interview with Gary Sachs, M.D. *Medscape Psychiatiry and Mental Health.* 2004; 9 (1). http://www.medscape.com/viewarticle/475416_print. Accessed October 29, 2007.

7. Otto MW, Church TS, Craft LL, et al. Exercise for mood and anxiety disorders. *J Clin Psychiatry.* 2007; 68 (5): 669–676.

8. Gaesser GA, Dougherty K. *The Spark: The Revolutionary 3-Week Fitness Plan That Changes Everything You Know about Exercise, Weight Control, and Health.* New York: Simon & Schuster; 2001.

9. Basu R, Brar JS, Chengappa KN, et al. The prevalence of the metabolic syndrome in patients with schizoaffective disorder—bipolar subtype. *Bipolar Disord.* 2004; 6: 314–318.

10. Swartz H, Frank E, Frankel D. Interpersonal and social rhythm therapy for bipolar II disorder: treatment development and case examples. *Revue de Santé Mentale au Québec* (in press).

11. Bipolar disorder and going to work. *WebMD*. http://www.webmd .com/bipolar-disorder/guide/going-to-work-bipolar?print=true. Published 2005. Accessed June 8, 2007.

第 12 章 双相情感障碍 II 型与创造力

1. Andreasen NC. Creativity and mental illness: prevalence rates in writers and their first-degree relatives. *Am J Psychiatry*. 1987; 144:1288–1292.

2. Jamison KR. *Touched by Fire: Manic Depressive Illness and the Artistic Temperament*. New York: The Free Press 1996.

3. Holden C. Creativity and the troubled mind. *Psychology Today*. April 1987.

4. Janka Z. Artistic creativity and bipolar mood disorder. *Orv Hetil*. 2004; 145 (33): 1709–1718. (Original article in Hungarian.)

5. More evidence for link between mood disorders and creativity. *Stanford University Medical Center*. November 2005.

作者简介

卡拉·多尔蒂出版了 40 部著作，包括《心理风暴：脑部创伤家庭指南大全》（与约翰·卡西迪博士合著）、《傻瓜的慢性疲劳症》（与苏珊·里斯曼博士合著）、《智慧火花：改变运动、减肥和健康的颠覆性健身计划》（与格伦·盖瑟博士合著）。卡拉现居住在美国新泽西州蒙特克莱尔。